U0231735

기적의 28 일 자궁디톡스

奇迹的
28天
子宫排毒

[韩] 姜明孜 / 著　　吴　晔 / 译

天津出版传媒集团

天津科学技术出版社

著作权合同登记号：图字02-2020-255号

图书在版编目（CIP）数据

奇迹的28天子宫排毒 / (韩) 姜明孜著 ; 吴晔译
. — 天津：天津科学技术出版社, 2021.5
ISBN 978-7-5576-8943-8

Ⅰ.①奇… Ⅱ.①姜… ②吴… Ⅲ.①子宫—保健
Ⅳ.①R711.74

中国版本图书馆CIP数据核字(2021)第060942号

奇迹的28天子宫排毒
QIJI DE 28 TIAN ZIGONG PAIDU

责任编辑：孟祥刚
责任印制：兰　毅

出　　版： 天津出版传媒集团
天津科学技术出版社

地　　址：天津市西康路35号
邮　　编：300051
电　　话：（022）23332490
网　　址：www.tjkjcbs.com.cn
发　　行：新华书店经销
印　　刷：雅迪云印（天津）科技有限公司

开本 880×1230　1/32　印张 7.25　字数 141 000
2021年5月第1版第1次印刷
定价：58.00元

序言
PREFACE

你的子宫还好吗？

　　目前，韩国的低出生率问题越来越严重。一方面，生活状态还未完全稳定的年轻女性不断推迟怀孕的时间；另一方面，一些年轻夫妇还没做好成为父母的心理准备，也将生孩子的计划不断推迟，从而导致出生率降低。不过，最近也有许多想要孩子的女性，因为健康方面的原因无法怀孕，苦恼不已。除了过去那些经常出现在不孕不育患者身上的情况之外，如今的女性患者身上，还存在着许多现代特有的问题。

　　我在医院遇到过很多因为各种问题前来就诊的女性患者。有 30 多岁就提前绝经的妇女，有 20 多岁就被诊断为不孕的青年女性，甚至还有因为剧烈的生理痛连学校都没法去的十几岁的少女……在倾听了她们对自身健康状况的描述之后，我既心疼又担忧。更让我感到无法理解的是，这些患者中的大部分人对自己的病情都异口同声地回答"我并不知道会恶化到这样的地步"。她们误认为生理痛是生理期正常的反应，误以为生理周期不规律只是压力导致的，殊不知，她们身上亮起的红灯，其实全都出在生理期这一问题上。

女性身体中最重要的器官之一就是子宫，子宫甚至被称为女性的"第二个心脏"。除了孕育新生命，子宫也是全面影响女性身体健康的重要器官。子宫以 7 年为周期，和女性的身体一起成长。14 岁左右，子宫发育成熟，然后经历月经初潮；21~28 岁是最适宜妊娠和生育的年龄；35 岁开始，子宫机能逐渐衰退，即开始慢慢衰老。尽管各人情况有所不同，但大部分女性从 49 岁开始就逐渐绝经。在绝经之后，女性的身体会渐渐老化。由于激素分泌不足，女性容易患上骨质疏松症，患上乳腺癌和子宫癌等疾病的概率也会增加。因此，子宫在女性的一生中有着举足轻重的作用。即使子宫常年处在肉眼看不见的腹部深处，我们也应该时刻关注它的健康。

看到二三十岁的年轻女性，我总感到有些心疼。正如我在之前提到的，女性怀孕和生育的最佳年龄是 21~28 岁。但是现代社会，处于这个年龄段的女性往往忙于工作，忙着偿还各种贷款，为职场地位打拼，几乎没有时间好好关注自己的身体健康。而所有疾病的来源，又与她们在社会上所承受的压力有着无形的关联……

即使如此，对现代的年轻女性来说，还是不能忽视子宫的问题，最好的方法其实是定期前往医院进行健康检查。然而，即使在现今开放的社会，大众看待年轻女性做妇科检查的目光也是普遍带有偏见的，因此要她们鼓起勇气去医院并不是件简单的事。那么在日常生活中，有什么方法能让女性更方便地解决这一问题呢？

首先应该做的，是关注自己的月经状况。在我 40 多年的从医生涯中，我遇到的大部分患者，对自己的子宫和月经情况基本都是毫不关心的态度。当我询问她们，上个月的月经情况怎么样的时候，能够准确回答的人几乎连 1/10 都不到。要知道，月经能够准确反映子宫状态。因此，每个月都要仔细观察自己在生理期中生理痛的情况、经血的状态、经血的颜色等外在表现，在此基础上切实做好保养，就能够保证子宫的健康。

另外，也要定期对子宫进行检查。就像我在前文中说到的那样，要让未婚的年轻女性去医院做妇科检查并不是件容易的事。尽管如今的时代已经和过去大不相同，然而人们的偏见依然存在，做妇科检查总会让年轻女性感到不好意思。但是因为忽略了定期检查而患上疾病的患者并不少见。有些提前绝经的患者，最初遇到的只是生理周期不规律的问题；而一些平时生理痛极为严重的患者，病情甚至恶化到了需要摘除子宫的地步。所以，在疾病还处于能够治愈的早期时，绝不能以害羞为借口放任不顾，如果没能尽早进行治疗，将会导致无可挽回的后果。

是时候改变这种状况了。过去，我总把注意力放在那些前来医院就诊的患者身上，要求她们尽可能进行定期检查，关注自己的生理期情况。但是现在，我觉得不能忽视其他未能前来就诊的女性，每个女性都应该重视自己的子宫健康，因此我写了这本书。

本书将我 40 多年中和多名患者交流的内容做了简单的整理。从什么才是正常的月经、为什么会感到生理痛、为什么生理期时脸上总会长小疙瘩等细节问题开始，分析了在没有子宫疾病的情况下也难以受孕的原因，以简单易懂的语言描述了令女性时常感到苦恼的各种子宫问题。如果你因为害羞不愿意去医院做妇科检查，为了不致对健康造成更严重的后果，希望你能够通过阅读本书，主动在日常生活中进行适当的保养，进而保证子宫健康。

或许对大家来说，"子宫排毒"这个词听起来有些陌生，也有些难以理解。其实原理很简单。换句话说，"子宫排毒"就是将子宫内的"毒素"排出身体。你可以通过各种方法调整日常的生活习惯，从而减少"毒素"对子宫健康的影响。比方说，油腻的食物和冰凉的咖啡、啤酒等，会让你的下腹部积聚"毒素"和寒气，进而影响子宫健康。喜好穿着紧身裤和迷你裙的女性，下半身常见血液循环不畅，及由其诱发的手脚冰凉等寒证。以上这些其实都是因不良的生活习惯产生的"毒素"。如何预防这些"毒素"的形成，并从体内去除已经存在的各种"毒素"，是本书想要解决的问题。那些长期以来不关注自身健康，导致子宫内"毒素"堆积的女性读者，不妨通过书中介绍的子宫排毒计划，让自己的子宫恢复健康的状态。这套以简单的瑜伽和按摩为中心的子宫排毒计划，对每位读者来说都简单易学，且容易坚持操作。

有句老话说，名医能够医治疾病，而神医能够预防疾病。比起治疗，预防其实更重要。大家不妨把花在治病上的力气省下来，全身心地关注和保养子宫健康，养成能够预防疾病的好习惯。希望本书向大家介绍的这套在家也能做的子宫排毒计划，能够让每位女性焕发出健康的光彩，迎接更健康的未来。

姜明孜

目录
CONTENTS

第 1 章 >

子宫有危险!

第 2 章

是不是子宫内产生了什么疾病呢？

第 3 章

了解女性的身体，进行子宫排毒

第 **4** 章

28日完成的子宫排毒计划

第 5 章

适合自身体质的子宫排毒生活

附录
子宫排毒后产生的惊人变化

子宫
有危险！

有一种说法将子宫称为女性的"第二个心脏"，足见在女性的身体中，子宫是具有举足轻重地位的器官。或许是因为子宫存在于我们肉眼无法直接看到的体内，除了月经之外也并无什么特别的表征，所以不少女性对自己的子宫几乎毫不关心。

可是，如果对子宫的状态漠不关心，对你自身来说可是非常危险的。因为女性的身体与子宫的成长、发育、成熟和衰退之间，有着密不可分的关联。换句话说，子宫的一生和女性的一生，是一脉相通的共生关系。

你的月经是否正常？

对月经漠不关心的你，

却不知那其实是子宫发出的红色警报！

"我从几个月前开始，月经就停止了。结婚到现在 3 年过去了，也没能怀上孩子。"

"结婚前你的生理周期正常吗？"

"原本我的生理周期就不太有规律。短的话在 14 天左右，长的话甚至会延长到相隔 50 天。但是在结婚之后，月经不断推迟，从 6 个月前到现在，月经完全没有来。"

上面对话中的 31 岁女性因为迟迟怀不上孩子，前来医院就诊。这位女性在结婚前就有很严重的生理痛，生理周期也一直不规律，婚后这些症状更是有不断加重的趋势。最终她因为无法怀孕前来医院就诊。但问题的根本在于，如果连正常的月经都没有，她是很难受孕的。

自从我被大家亲切地称为"三神奶奶"[1] 以来，至今已经过了40多个年头。在这漫长的岁月中，我遇到了无数不孕症的患者，到现在为止，也让1万多名患者最终如愿以偿怀上了孩子。这40多年来，无论是社会还是人本身都发生了巨大的变化，但有一点却一直未变——不管是过去还是现在，女性对自己的生理期几乎毫不关心，更缺乏相关的基本知识。

当代社会，威胁子宫健康的因素越来越多，如不规律的日常生活、缺乏适当运动、电磁波辐射等。随着时代的转变，子宫受到了更多来自周边的威胁，然而不知为何，女性对自身子宫的漠视却变得越来越常见。所以，过去主要发生在40~50岁中年女性身上的子宫疾病，如今在20~30岁的年轻人身上也多发了起来，不孕的患者数量也在逐年增加。

现在我们不能再对这种情况不闻不问了。从现在开始，希望各位读者都要对自己的子宫多加关注。要注意生理期的经血量，生理期是否感到疼痛，并观察经血的颜色。如果你的月经目前存在一些问题，那很有可能是你的子宫出现问题的征兆！

---

[1] 三神奶奶：韩国民间传说中掌管生育的神。——译注

　　来我这里看病的患者，大部分都有不孕的困扰。有些女性是婚后 2~3 年一直怀不上孩子，有的是夫妻双方在检查后都有不孕不育症的情况，有希望通过试管技术受孕却始终失败的女性，还有年过四十仍无法怀孕的女性，等等。患者的年龄、不孕的原因各有不同，却有一个不可忽视的共同点，那就是月经都存在异常。

　　不少女性如果当下没有受孕的计划，即使生理周期不规律，或是经血颜色有些异常，也不会特别留意。只有出现了用药物无法调节或抑制的剧烈生理痛，或是经血量过多，到了影响日常生活的地步，她们才会前来医院进行诊治。

　　然而，如果面部生了粉刺，这些女性会急急忙忙赶去皮肤科；为了达到减肥的目的，她们更是不惜奔波于各个医院寻求良方。对体形、颜面问题可以紧张到如此地步，为何偏偏对生理周期不规律、经血中混有血块的问题总是视而不见呢？

　　我仔细地询问了之前那名患者的月经状况。通常，她在生理期中的经血量较少，经血的颜色也比正常颜色更暗。不仅如此，她的经血中经常混有血块，平日还有白带过多的问题。然而至今为止，她都没有注意这些，直到结婚三年都怀不上孩子，月经更是长期不出现，她才感到是不是自己身体有什么异样，继而来到医院就诊。

　　很少有人的生理周期是从一开始就不规律的。如果你的生理周期不规律、经期状态也不正常，是很难正常受孕的。更严重的后果，是可能需要通过手术摘除子宫。所有一切的起源就是月经的不规律。经过这番说明和提醒，莫非大家还能用一句简单的"我的月经从一开始就这样"作为回答，继续无视自己的子宫健康吗？

威胁子宫的有毒世界

如果我们在此提一个问题，询问到底有多少女性的月经是正常的，能够做出肯定答复的会有多少人呢？尤其是最近几年，不少年轻女性的生活习惯已经导致她们的月经注定会出现问题。她们明明已经拥有了线条分明的好身材，却还是一味盲目减肥，以便让自己变得更瘦；经常身穿会导致血液流通不畅的紧身裤，抑或是在整个冬天都穿着露出脚踝的短袜。

还有相当一部分女性，无论是在学校上学还是在公司工作，都背负了巨大的压力。为了减压，她们吃甜食，喝饮料，身体越来越胖。无规律的三餐、睡眠不足、缺乏运动等问题，不知何时已成为日常的普遍现象。这势必会让子宫受到伤害，产生不良的影响。这些会对子宫产生恶劣影响的坏习惯变得日常化之后，月经正常的女性自然就随之减少。当每月一次、毫无痛感度过一周正常生理期的女性数量变得越来越少时，大部分女性便会误以为生理期稍有痛感或是月经不调都是常见的情况，也就不以为怪。

　　最近几年，女性结婚的平均年龄越来越大，通常此时的卵巢和卵子机能都开始有了衰退迹象，这样一来就更难怀孕。这已经变成了普遍的社会问题。也许这些日常习惯对现代女性来说并不是什么大不了的事，但其实它们早已对子宫造成了危害。

　　大家不能让别人的不良生活方式影响自己，更不能因为别人月经不调而自己没事，就忽视自身的情况。如果长期对月经不规律等问题不闻不问，会导致相当严重的后果；无视生理痛这一人体发出的红色警报，会造成其他疾病的恶化；子宫中积聚的瘀血也会引发全身的健康问题。从现在开始，告别那些不健康的生活习惯，从重视自身的情况做起。只有这样，才能挽救和心脏一样珍贵的子宫。

子宫是个小宇宙

子宫是女性的第二个心脏

对大家来说，子宫有什么样的意义呢？

提到"子宫"这个词，大部分人会认为这只是个具有妊娠和生育功能的器官，其实，子宫不仅是孕育所有生命的神秘空间，对女性来说，更是犹如生命根源般的重要器官。

从韩医的角度来看，男性被看作阴阳中的"阳"，女性则被看作阴阳中的"阴"。如果太阳代表阳，月亮就代表阴。被认为象征阴的女性与象征阳的男性相比，吸收并储存水的力量高于火，并出色地担当了繁衍生命的角色。实际上，月亮和子宫的确以同样的周期反复发生着变化。与月亮公转周期类似，子宫内壁在每月的相应时期会逐渐增厚，就像月亮慢慢由亏转盈一样。相当于达到满月状态时，子宫内膜脱落，形成经血排出。就好似月亮在每个农历月内会从新月变为满月，然后从满月变为新月一样，子宫也会在大约 28 天的周期内重复着内膜增生继而衰退脱落的过程。月亮的阴晴圆缺会引起海水的潮起潮落，身体的健康与否也会通过生理周期反映在女性的身体上。这也是我们把生理期叫作"月经""月事"的由来。

女性的一生就是子宫的一生

长 7.5 厘米，宽 5 厘米，厚 2.5 厘米，重 60 克，大小和人的手掌差不多，外观看起来很像是握起的拳头，这便是藏在女性下腹部深处的子宫。千万不要因为它看起来很小而忽视它的存在，一旦子宫内孕育胎儿，便会膨胀到原本的 500~1000 倍大小，可谓是十分结实的肌肉组织。

《黄帝内经》是最古老的医书之一，书中说女性的身体以 7 年为周期，一生会发生 7 次变化。7 岁时，作为一切生命活动根本能量源泉的肾气开始变得旺盛，即促性腺素开始分泌。14 岁开始产生月经，意味着此时可以受孕。21 岁时肾气达到均衡状态，排卵和月经也趋于规律化。28 岁时身体状态最好，并达到顶峰。从这些原理来看，从 21 岁开始到 28 岁，是最适宜妊娠和生育的年龄。35 岁开始，生理机能开始衰退，西医把从此时开始生育的女性视作高龄产妇。42岁时，女性的面容会逐渐变得憔悴，慢慢长出白发。迈入 49 岁，则进入绝经的更年期。所以，女性的身体变化，和子宫的成熟与衰老基本上是同步的，说女性和子宫一起经历一生的兴亡盛衰，一点也不为过。

韩医特别"看重"女性的月经

当你因为体重增加，或是想吃点膏方滋养身体，或是因为手脚冰冷而去韩医院就诊的时候，医生一定会问一些共同的问题。比方说消化好不好，睡眠怎么样，月经是不是正常；月经如果不太正常，那是不是有规律；如果不规律，大概早几天还是晚几天；经血中有没有血块；有没有很严重的生理痛；或是经血有无异味等诸多和生理期有关的问题。

韩医如此看重女性生理期时的身体状态，其实是有重要原因的。从韩医的角度来看，为女性患者诊治的时候，最重要的就是看对方的月经是否正常。对女性来说，"月经"是非常重要的线索，不夸张地说，通过月经可以了解女性身上出现的各种症状。

在韩国电影或是电视剧中，或许大家曾经看到过这样的情节：王在排便之后，御医会根据粪便的颜色、气味、样子，甚至味道等，来判断王的健康状况。粪便是可以显示消化、吸收、排泄情况的最明显的线索。只要这一代谢过程顺畅，我们的身体就是健康的。

粪便可以显示人体的健康状态，女性的月经也一样，可以据以推断当月女性的身体状态如何。要知道，月经是反映了五脏六腑机能的综合结果。如果生理周期、经期长短、经血的颜色、疼痛感方面没有任何问题，那身体的基本机能自然也是正常的，就像香蕉形状的金黄色大便表示人体代谢正常一样。所以韩医只要面对女性患者，就会相当仔细地询问她们有关月经的各种情况。

但是说真的，大部分女性对自己的生理情况几乎不了解，连自己的月经是不是正常都不知道。甚至有相当一部分女性误认为生理周期不规律是很常见的，并不存在什么问题。如果你的生理周期一直不规律，只能说明它本来就不正常。

我的月经正常吗?

▼

检查一下自己的月经情况!

　　健康的女性每个月至少会有一次月经,时间也较为固定。理想的周期是 28 天,不过一般来说,26~32 天都算是正常的范围。如果提早或是推迟,可以将其看作体内发生某些变化而发出的信号。除此之外,每次的经血量应该也是固定的,如果突然增加或是减少,也是身体发出了"异常情况"的警告。

　　有相当一部分女性认为在生理期感到疼痛是正常的,可事实是,没有痛感才是正常的。然而,因为在 10 位女性中至少有 6~7 人有过生理痛的经历,所以目前微弱的生理痛并不算是健康异常的信号,重要的是"变化"。如果你原本有过生理痛的问题,之后逐渐没有了,这是值得高兴的变化；相反，如果原本没有生理痛的困扰，这次的生理期却突然感到疼痛难忍，或是这一次的疼痛和以前的感觉有所不同，而且是疼痛感突然变得严重的话，就有关注的必要了。

月经是反映当月身体健康状况的表征之一，如果上个月你过于劳累或是承受了过大的压力，抑或是因为感冒等疾病长期服用药物，月经便会出现暂时性的变化。但是，如果日常生活中并没有出现让你体质下降的情况，而月经依然存在问题，请务必前往医院找出原因。

月经正常的条件

当我询问那些前来医院就诊的女性患者有关月经的问题时，绝大部分人都会说自己有月经不调的毛病。然而，当我进一步询问其月经原来是否正常时，很多人连怎么样才算正常都搞不清楚。生理周期、经期长短、经血量、经血的颜色等因个人体质不同而各有不同，很难用统一的标准来判断。最重要的判断标准其实是"是否和之前有所不同"这一点。如果前后有所改变，就说明身体状态发生了变化，这时需要找到原因所在。

不过，还有一点需要特别注意，那就是"之前的状态"并不一定就是正常的。刚开始有月经的十几岁少女由于生殖器官还未发育成熟，有可能会出现经期不规律并伴有疼痛感等现象，不过随着年龄增长，雌激素分泌趋于稳定，经期理应变得正常且疼痛感消失。所以，不能因为自己刚来月经时有疼痛感，就觉得持续至今的疼痛是正常的，这是一种误解。那么，通常情况下，正常的月经应该具备什么样的条件呢？

生理周期

正常情况是 28~30 天，不过，26~32 天也在正常范围内。但严格按照标准来判定的话，后者其实算是月经不调的一种。生理周期不满 21 天称为"月经频发"，超过 40 天则称为"月经稀发"。

经期长度

3~7 天为最适当的长度，但这并不意味着在此范围内就万事大吉了。经期长度始终有规律地保持在 3 天或者 7 天，就是正常的，可是如果上个月只有 3 天，这个月却突然变成了 7 天，那可能就有问题了。以经期长度为标准来判断的话，每个月生理期的持续时间维持在一个稳定的天数才算正常。

经血量

20~80 毫升为正常范围，33 毫升左右最合适。这个出血量相当于一天更换 5 次卫生巾，如果整个生理期更换 15 次卫生巾的话，说明经血量处在一个正常的水准。生理期时的经血量少于 20 毫升叫作

"月经过少"，多于 80 毫升则叫作"月经过多"。

经血颜色

红色或是较深的红色都是正常的经血颜色。紫黑色、鲜红色或是像淘米水一样混沌的浅色都是不正常的。特别需要注意的是鲜红色，这有可能是因为子宫内部患有炎症导致的子宫内出血，而非经血。

经血中的血块

没有血块是正常的。韩医里将血块看作"瘀血"（身体中无法正常循环而淤积起来的血液），瘀血是因为气血循环不畅产生的，是下腹部寒冷和生理痛的原因之一。

暂时的改变不一定不正常

平时生理周期和状态都完全正常的女性，某次突然推迟了 3 天，或是突然延长到了 10 天，可能就会担心是不是患了什么疾病。不过，对平时健康的女性来说，偶尔出现暂时性的生理变化，其实不必太过担心。

因为女性在生理期的各种表现会受到来自身体各方面的刺激和影响，所以月经情况的变化代表身体中的某些情况发生了变化。暂时性的日常生活变化导致身体平衡混乱，继而出现暂时性月经变化，并不是什么大问题。这些一时性的变化不会让子宫产生严重的疾患，不妨看作子宫发出的一种提示信号，表明你的身体已经处于过度疲劳的状态，需要好好地进行调整和休息了。以下列出一些可能导致暂时性月经变化的情况和诱因。

日常生活的变化

到新公司上班或是开始一项新工作，习惯了白天工作的人突然变为晚间工作，或是前往气候与家乡完全不同的海外休假，使得生活节奏产生变化……以上这些情况都有可能影响排卵。如果排卵不在正常时间范围内，相应地，月经也不会正常开始，有时甚至可能暂时跳过。

压力

月经不调最常见的原因是精神、心理上的不安。因为过度的压力会导致主管排卵和生理期的下丘脑、脑垂体、卵巢的激素分泌不均衡，并妨碍正常的气血循环。如果这次你的月经突然发生变化，不妨回想一下从上次生理期结束到现在，是不是发生了什么让你倍感压力的事件。压力可能会导致气淤积在影响女性生殖机能的肝经之中，让月经不调的情况变得越发严重。

疾病

多囊卵巢综合征、提前绝经或甲状腺功能异常等严重的疾病，势必会导致女性排卵不正常；感冒等常见疾病会使人体抵抗力下降，也有可能引发月经不调。除此之外，过度节食造成的营养不良、肥胖、贫血等状况，会对血液和激素的产生造成影响，继而可能诱发月经不调。

服用药物

激素类或神经性消化不良类药物中含有影响激素分泌的成分，服用这些药物之后，可能会出现月经不调的症状。另外，持续服用的药物如果突然增加用药量，也会搅乱正常的生理周期。月经出现问题的时候，可以检查一下最近是否在服用中药或健康功能性食品，并向医生或药剂师咨询。

体重变化

正常体重的女性一旦体重在短期内下降 10%~15%，就有可能引发闭经。这是因为急速的体重变化会导致排卵障碍。体重突然发生剧烈变化和闭经，都有可能是健康出现问题的信号，需要进一步检查和诊治。

运动过度

实际上，在田径运动员、马拉松运动员和体操选手中，月经不调是极为常见的状况。这是因为突然进行过激的运动让身体受到了刺激，进而导致月经不正常。如果你最近因为剧烈运动出现月经不调，可以先降低运动强度，等身体适应之后再慢慢提高，这样就能使月经恢复到正常的状态。

计算错误

令人感到吃惊的是，有相当一部分女性不会正确计算自己的生理周期。生理周期指的是从这次月经开始的第一天至下次开始的前一天。最初有褐色分泌物排出的时间不计算在内，应将排出红色经血的那天看作第一天。

女性的月经状况
是一张综合体检结果表

月经是反映身体状况的镜子

　　子宫这个器官比我们想的要更加敏感，也更加聪慧。当身体健康状况下降时，子宫会通过月经推迟或是经血量减少等信号来发出警告。如果一向正常的生理状态突然发生变化，就需要你关注自身的具体情况，重视子宫发出的求救信息。大家一定不能忽视来自子宫的警报。只有这样，才能保持身体的平衡与健康。特别是韩医认为，女性的身体健康以生理周期、经期长度、经血颜色、疼痛感等作为判断的标准，通过这些外在反应，能够了解女性身体的哪些部位可能出现了问题。

从子宫开始的冲脉、任脉、督脉和十二经脉中起于五脏六腑的那部分经脉相互连接，因此，一旦子宫受到损伤，就会对其他脏器产生不良影响。同样，五脏六腑受到损伤，也会影响子宫。对女性来说，子宫的健康与全身健康有着密不可分的关联，可以说是反映身体状况的一面镜子。

生理情况的变化

观察月经变化的时候，需要与上个月的生理情况进行比较。不过，就像前面提到的，上个月的生理情况也不一定是正常的。如果你之前经常有生理痛，或是经血中夹杂血块的话，说明原本月经就有问题，这种非正常的生理情况就不能作为比较的基准。我们以下提到的月经变化，指的是生理情况原来正常，但突然出现了某些改变，这就需要你留心观察是否出现了健康上的问题。

生理周期的变化

❀ 月经提前：压力过大或是心中积郁成疾的话，体内气血过旺，使得新陈代谢不平衡，人也很容易变得亢奋，这种时候月经就会提前。身体的疲劳度过高，子宫有可能会产生炎症。

❀ 月经推迟：通常月经推迟是因为女性气虚（元气不足引起的

一系列变化）。人体内流动的气是最基本的物质，气不足则会造成身体发冷和血液循环低下，导致月经推迟。持续处在气虚状态，就会对人体的成长和发育、体内脏器的机能、体内物质的输送和循环，甚至排泄等造成不良影响，导致各种问题发生。

🌸 生理周期变短或变长或变得不规律：身心承受的压力过大并积聚起来，会造成肝气郁结（肝气不通畅，郁滞在一处），导致头痛、头晕、全身乏力等症状，以及伴随而来的月经不规律。

经期的变化

🌸 经期变短：气血不足或是气血过旺会导致这种情况。体内气血过旺会让身体很容易发热，唇部干燥、心跳加速等情况都会随之出现。有时候也会看起来面无血色，或是感到浑身乏力，打不起精神。

🌸 经期变长：经期变长可以看作是体内阳气不足的警告。这种情况下人看起来会脸色苍白，举手投足呈无力状。有此症状说明此时人体需要充分的休息并补充营养，让子宫也获得充分的调整与休养。

🌸 经期忽短忽长或变得没有规律：这种情况主要发生在肝气郁结导致身体不适的患者身上。不仅是经期，生理周期也会随之忽短忽长，或是变得没有规律。

经血量的变化

✿ 经血量变少：经血量变少是人体的血虚（气血不足）导致的。如果体内缺乏足够的水分和良好的营养供给，那么提供给子宫的血液就会不够充分，造成经血量变少。

✿ 经血量增多：这有可能是经血中的水分含量过多，或是子宫出血导致。体内如果阳气不足就会造成水分代谢的问题，使身体产生虚肿，而水分的滞留则导致了经血量的增加。肥胖和阳气不足的体质容易造成人体组织和血管的弹力不足，从而让经血量变多。如果出现这种情况，应该考虑体内虚肿或贫血等问题。

✿ 经血量变得没有规律：常见于因压力过大造成肝气郁结的状况。通常伴随有不安、焦躁、失眠等心理上的变化。

经血颜色的变化

✿ 紫黑色：血热（热入血中，血行加速而异常的病理状态）的情况下经常会出现的状况。如果经血呈紫黑色，需要注意避免过度疲劳，并切实地调节自己的饮食结构。

✿ 鲜红色：如果经常感到身体虚弱或体寒，经血颜色就容易变得鲜红，此时应该多吃一些属性温热的食物。如果经血量也比较大，可能不是单纯的生理期出血，而是子宫出血。

✿ 淘米水色：这属于体内代谢的废物淤积导致湿热和痰过多的情况，常见于肥胖的人。这种情况下应该避免过量饮用会让身体变寒且循环变差的冷饮，少吃容易长胖的快餐类食品，通过适当的运动促进身体的新陈代谢。

经血和血块

如果体内积聚有瘀血的话，就很容易出现在经血中混杂血块的情况。瘀血过多会导致下腹部寒冷和末梢神经的循环障碍，这样的人平时会觉得下腹部和手脚冰冷，有时候舌头边缘还会出现颜色不正常的圆点。

生理痛变得严重

生理痛最常见的原因，是子宫内血液循环不顺畅导致瘀血积聚，造成生理期时的疼痛感。营养不足、手脚和腹部冰凉的女性常会受到生理痛的困扰。还有，经常吃油腻的食物会在体内积聚过多的废物，也很容易造成瘀血。生理痛还很有可能是子宫内膜炎或子宫肌瘤引起的症状，所以还是需要大家谨慎对待，尽可能进行检查。

经期外的出血

经期外的出血有可能是出血量比较大的情况，或是间歇性少量出血的情况。出血严重大部分是因为身体过于虚弱，常伴有下腹部与手脚的虚寒、头晕、面色苍白、疲劳、浮肿、腹泻等表现。这需要在日常生活中保持营养均衡，避免压力和过度劳累。

突然闭经

这种情况多见于血气不足或是阳气虚弱的人身上。如果身体一直处在这种状态下，有可能会导致突然闭经。常表现为手脚冰凉、腹部寒冷、脸色苍白、皮肤干燥、易感到疲劳等。通常的诱因是营养不足、压力过大或是过度劳累。

无排卵月经

即使有正常的月经，如果其性质是无排卵月经，也是无法受孕的。大家可能很难理解为什么没有排卵还会有月经。这是因为即使没有排卵，在雌激素的刺激下子宫内膜依然有可能出现增厚后脱落的情况。当生理周期少于 21 日即月经频发的时候，很有可能是无排卵月经。但有的时候即使经血量正常也有可能是无排卵月经。无排卵月经是很难自行判断的，如果在正常的排卵期有正常的性生活却迟迟没有怀孕的话，最好前往医院检查一下是否存在无排卵月经的情况。通过超声检查和激素检查便可以得知结果。

第 2 章

是不是子宫内产生了
什么疾病呢？

不少女生都有生理痛的经历，或许是因为太过经常感受这种疼痛，所以有人把它看作是理所当然的生理期现象。不过，在生理期你的身体感受到的各种不适症状，其实都是子宫向你本人发出的红色警告。生理痛是子宫内积累的"毒素"在短时间内表现出来的特征，提示你要小心，不要让子宫内的不良因素过度积累，导致出现更严重的疾病。子宫内膜炎、子宫肌瘤等现代女性的常见病，最初都是从微弱的生理痛和月经不调开始的，所以需要注意这些生理期不适发出的信号。

请注意你的生理痛！

生理痛是子宫发送给你的警报

"最初是下腹部有种什么东西积压在一起的不适感，但是突然就会痛得好像肚子搅成了一团，甚至这种激烈的疼痛感还会一直蔓延到腰部。"

这就是典型的生理痛的表现。严格来说并没有什么特别的症状，育龄期的女性中半数以上都经常有这样的感受，即使在生理期并没有出现其他异常情况，也有可能会感到不同程度的生理痛。

在没有怀孕的情况下，由于激素原因增厚的子宫内膜会自行脱落并排出体外。此时子宫会自动进行收缩来促进脱落内膜的排出，和子宫收缩有关的物质前列腺素（prostaglandin）便有可能让你的身体感受到疼痛。如果这种前列腺素过度分泌或是身体本身特别敏感，就会产生严重的生理痛。

所有的生理痛都是有原因的

韩医里有种说法叫作"通则不痛，痛则不通"，即气血畅通的话就不会感到疼痛，如果气血不通畅就会感到疼痛。换句话说，疼痛感其实是身体发生异常情况时，对身体的主人发出的一种警报。生理痛的情况也是一样的。生理痛最常见的原因是盆腔周围的气血循环不通畅，导致瘀血堆积，从而产生了疼痛。

尽管生理痛这种症状并不代表目前盆腔内出现了某些异常，但也不能简单地认为"反正每个月都这样"就无视它的存在。如果不注意保养甚至放任不管的话，瘀血会在子宫和卵巢内越积越多，有可能发展为炎症类的疾病。不能以"我从第一次月经开始就痛啦""一直就有生理痛，没什么大不了"为理由对它不闻不问。

虽然现在对你来说生理痛可能只是个小问题，但不能保证未来也不会有问题。即使你的生理痛可能和子宫疾病没有直接的关联，还是应该尽最大努力缓解疼痛。这就是说，需要让盆腔周围的气血循环保持顺畅，并尽可能地促进子宫健康。

前往医院妇科或是韩医专家门诊治疗，期望自己的症状得到改善的大部分患者，都有着极其严重的生理痛问题。如果你在生理期时反复感受到生理痛的折磨，就绝不能把它看成是理所当然的症状而坐视不理。持续的疼痛有可能是子宫肌瘤或是子宫腺肌症的先期预兆。另外，根据生理痛出现时期的不同，还应该考虑到各种相关疾病产生的可能性。

经期疼痛

虽然并不是所有的生理痛都和子宫的疾病有关，但是如果你的疼痛感持续时间很长的话，还是尽快去妇产科检查为好。如果检查结果显示你的子宫或盆腔内并无什么特别的异常症状，你就需要调整自己的生活习惯，由此来改善生理痛问题。首先要确定是否是子宫内膜炎和卵巢囊肿，需要进行超声检查。如果你曾经做过妇科手术，也有可能因为术后粘连产生疼痛。若是子宫内安置了避孕环，也有可能导致生理痛的情况不断恶化。

与月经无关的疼痛

如果你在非生理期时，突然感到类似生理痛一样的下腹部疼痛，那么就应该考虑是否患上了盆腔炎症、子宫内膜炎、输卵管炎、阴道炎等类似的疾病了。尤其是卵巢输卵管囊肿，除了剧烈疼痛之外还会伴有发烧等症状。即使不是某个部位的炎症，也有可能是卵巢内有肿瘤或是小肿块导致的严重疼痛感。这种情况下可能你需要立即前往医院进行手术处理。

有些人可能会因为疼痛感非常剧烈而担心自己"是不是患上了癌症"。宫颈癌、卵巢癌、子宫内膜癌、阴道癌等妇科癌症中，大部分在初期都没有什么特别的症状。不过当癌症情况发生变化之时，会发生阴道出血，出现下腹部疼痛。

经前疼痛

女性即将进入生理期时如果下腹部感到疼痛，是经前综合征的相关表现。一般来说，这种综合征不仅会产生一些疼痛感，也会伴随情绪上的不安、焦躁，大部分人在月经开始之后，这些症状就自然地消失了。

突然感到下腹部疼痛

这有可能是子宫内膜炎、盆腔炎、输卵管炎等源自生殖器官的疾病导致的，卵巢囊肿、肿瘤发生破裂或粘连的情况也会导致疼痛。特别是右侧卵巢的问题导致的疼痛，与急性盲肠炎的症状非常相似。但如果与生理周期有关，在此周期内不断反复产生的急性疼痛感，大部分都是源自生理痛。

慢性的下腹部疼痛

慢性的下腹部疼痛中，最具代表性的原因是子宫内膜炎。如果在月经之前出现严重的盆腔疼痛或是生理痛，或是性生活时痛感严重，你就需要怀疑一下自己是不是患了子宫内膜炎。子宫肌瘤、子宫腺肌症、子宫畸形、子宫内膜粘连等都有可能成为慢性下腹部疼痛的原因，所以提醒大家务必注意。

这些症状也和生理痛有关

每个人生理痛的表现可能各有差异，有些人会觉得下腹部疼痛，有些人觉得腰部疼痛，也有人下腹部和腰部同时感到疼痛。提到生理痛，大部分的人都会联想到下腹部或是腰部的痛感，但是除此之外还有不少生理痛导致的症状。下述症状就和生理痛有着密不可分的关联。

✿ 感到恶心想吐、消化不良、食欲异常、腹泻等胃肠消化障碍。

✿ 心慌胸闷、容易受惊、面部上火、晕眩等症状。

✿ 头部、手臂、身体感到刺痛，或是手脚发麻、发冷等肌肉关节及神经痛症状。

✿ 小便不通畅或乳房肿大、疼痛等症状。

那么，为什么每个人感受到的和生理痛同时产生的症状各有不同呢？因为每个人身体内部相对虚弱的机能或是器官都是不同的。从韩医的角度来看，生理痛产生的原因之一是"肝肾虚弱"，即肝脏和肾脏比较虚弱。如果肝脏虚弱的话，伴随生理痛出现的症状就有可能是感到恶心想吐，肾脏机能比较虚弱的话便会出现泌尿系统疾病或是相关的问题。换言之，不同的身体器官机能虚弱，就会表现为不同的外部问题。当生理期来临的时候，我们的身体会把注意力集中在整个生理期过程中，原本虚弱的脏器机能就会变得更加敏感。

镇痛剂不起作用时需要进行检查

当然，没有生理痛，就可以说是处在最理想的健康状态，但是有些人本身的体质较为敏感，即使子宫没有问题，也有可能出现生理痛。因为无法排除生理痛是否是由子宫疾病引起的，所以不能因为以为是一般的生理痛，就选择忽视它。如果是普通的镇痛剂或止痛药就能缓解的生理痛，有可能是单纯性的疼痛。镇痛剂可以阻碍帮助子宫收缩的前列腺素的合成，从而缓解生理痛。不过，如果镇痛剂对你的疼痛起不到缓解作用，就有必要前往妇科进行检查了。

根据是否由疾病引起，生理痛，也就是痛经，可以分为"原发性痛经"和"继发性痛经"。简单来说，就是盆腔内如果没有疾病就叫原发性痛经，如果疼痛感是因为盆腔内疾病造成的，就是继发性痛经。导致继发性痛经最普遍的原因是子宫内膜炎，其次是子宫腺肌症等其他一些子宫内疾病。

原发性痛经在月经开始之前 2~3 天，或是几个小时之前出现。而继发性痛经会在月经开始之前 1~2 周出现，在月经结束之后有可能依然持续有疼痛感。原发性痛经主要是由于子宫肌肉过度收缩导致的，但继发性痛经有着各种各样的产生原因，很难单纯定义其产生部位。大部分情况下，是由于盆腔内某些异常导致宫颈堵塞，或是子宫内有小肿块，造成子宫肌肉激烈收缩，产生剧烈的疼痛。由于是盆腔内异常导致的疼痛，所以无法通过止痛药、镇痛剂或复方避孕药等进行缓解。所以治疗继发性痛经的最根本方法，是要找到诱发痛经的病因，并治愈疾病，而原发性痛经可以通过按摩、针灸、服用中药等方法迅速得到缓解。

不使用镇痛剂也能缓解生理痛的方法

在生理期的第一天或是第二天疼痛感非常明显的情况下暂时服用镇痛剂，不会有什么太大的问题。不过如果不用吃药就能让生理痛的状况得到缓解，岂不是更好吗？生理痛普遍是气血循环不畅导致的，在日常生活中如果能保证盆腔区域的气血循环通畅，就能减少生理痛发生的频率。

最重要的一点是要保证腹部的温暖。生理期内，女性的子宫会持续进行收缩运动，很容易让肌肉僵硬。此时如果能给僵硬的肌肉做按摩，保持肌肉温暖，就能有效缓解生理痛。月经开始之前，在下腹部贴上保暖贴或是进行艾灸，很大程度上可以预防肌肉僵硬。用温热的掌心对下腹部进行按摩，或是做一些舒缓肌肉的瑜伽运动，也会有很大的帮助。此外，在生理期，应该避免穿着过紧的紧身裤或是容易让下腹部受寒的迷你裙。

饮食调节也是十分重要的。柔软、温热的食物有助于血液循环，有研究结果显示，体内 Ω-3（Omega-3）不足也有可能导致生理痛，所以不妨充分地摄取富含 Ω-3 的食物。深海鱼类、植物油（白苏子油、豆油、花生油、橄榄油）等蕴含丰富的 Ω-3 成分。而面粉在中医中被认为是凉性食物，因此有生理痛困扰的女性，应该减少此类食物的摄入。

在经前期应该充分地休息，不过适量的瑜伽或是散步、伸展运动等，可以促进全身血液循环，对防止生理痛也是有效的。尤其是能够加速盆腔血液循环的瑜伽动作，如果能在生理期做的话，对缓解生理痛有显著作用。

像是经血但又不在生理期的
非正常出血

看到少量的出血，还以为是月经提前了，然而过了几天依然间歇性地有少量出血；或是经期一直没有结束，持续 10 天以上还在断断续续出血。要说是月经吧，日期又好像不对，要说不是月经，似乎也解释不了。这种让人心里七上八下的情况，就是非正常出血。

非正常出血在这里指的是正常经血以外的出血。

经血量突然猛增或是在生理期外的出血，都可以看作非正常出血。

不在生理期却突然有大量的出血，或是经期持续时间过长，需要引起大家的警惕，应该去医院检查一下原因。如果出血量并不大，又总是间歇性地有点出血，很容易让人认为只是月经不调而忽略。特别是那些原本生理周期就不正常的女性，有时难以区分究竟是一个月一次的月经，还是非正常出血。虽然非正常出血也属于较为常见的现象，无须太过担忧，不过如果反复有这种情况发生，就必须去医院切实地查明原因。

有可能成为严重疾病的诱因

刚开始有月经的十几岁少女，因为生殖器官还未完全发育成熟，雌激素分泌也处于不稳定的状态，所以可能经常发生非正常出血。育龄女性也有可能因为过度减肥或是压力过大等导致激素分泌异常，造成不正常出血。

从中医学上看，青春期前后出现非正常出血的原因在于肾气未实（肾气是人生命活动的根源），育龄女性出现非正常出血多半是因为压力（七情伤[1]）和瘀血的问题，而绝经前后的妇女，也可能因为肾气衰弱，出现暂时性的非正常出血。

因此，我们可以认为造成非正常出血最大的原因是激素分泌的

---

[1] 指喜、怒、忧、思、悲、恐、惊七种精神活动。

不均衡，而第二大原因可能是子宫内膜增生症、子宫肌瘤、宫颈炎等子宫疾病。其中最有可能的就是子宫肌瘤，因为子宫肌瘤最具代表性的症状之一就是非正常出血。非正常出血伴随经血量过多、生理痛、性生活时感到疼痛、下腹部有压迫感等症状一同出现，是子宫肌瘤的典型特征。

最危险的情况是子宫内或宫颈内出现癌细胞。在这种情况下，非正常出血也是症状之一。当然，大家不要一遇到非正常出血，就担心自己是不是患上了癌症，这样的出血只是意味着你的子宫内有异常情况发生，不能太过轻视。如果你有非正常出血的情况，应该前往医院检查一下子宫的健康状况。如果你认为这是暂时的情况而不管不顾，有可能让子宫的健康发生恶化，诱发子宫肌瘤等严重的子宫疾病。

常见但不容忽视的子宫肌瘤

每四人中就有一人患有子宫肌瘤?

　　子宫肌瘤是育龄女性常见的疾病之一，有 20%～30% 的育龄女性可能患此病症，而 35 岁以上的女性中甚至有 40%～50% 会患上这种良性肿瘤疾病。在大部分情况下，患者在日常生活中不会出现什么特别的症状，大部分人都是在妇产科就诊或常规体检中偶然被检查出患上了这种疾病。

　　大部分女性在得知自己体内有了肿瘤之后，多半会吓一大跳，然后就开始惴惴不安，担心是不是必须通过手术来治疗。实际上，相对手术而言，子宫肌瘤最佳的治疗方法是通过个人的注意和管理，避免肌瘤持续增大。在激素分泌急速下降直至绝经之后，大部分的肌瘤都会随之变小，也不会再产生新的肌瘤，所以在决定需不需要做手术时不必操之过急。

　　子宫肌瘤的诱因虽然还没有完全确认，不过以下列出了几点较为危险的重要因素，你不妨自我对照一下，如果出现了以下几种情况，就要开始注意管理你的健康了。

引发子宫肌瘤的重要因素

✿ 40 岁以上

✿ 家族中有人曾患有子宫肌瘤

✿ 没有怀过孕

✿ 肥胖

没有特别的症状，所以特别容易被忽视

　　子宫肌瘤这种疾病在大多数情况下都不会表现出特别的症状，所以患者本人很容易忽视。尽管子宫肌瘤是比较常见的疾病，大家不必将之看作特别重大的疾患，但如果发现的时机太晚，就有可能需要通过手术来摘除肌瘤。另外，子宫肌瘤也有可能造成不孕等非常严重的后果。因此，尽管子宫肌瘤是常见病，早发现早治疗还是非常重要的。

子宫肌瘤的主要症状是月经的变化。如果突然出现极度剧烈的生理痛或是经血量突然激增，就有必要怀疑是不是可能患病。生理期反应较大是子宫肌瘤最常见的症状之一，表现为经血量非常大或是生理期特别长。有时在非生理期也会出现混杂着血块出血的情况。盆腔部位有痛感或是躺下时盆腔感到不适，性生活时感到疼痛等，都是子宫肌瘤症状的反映。如果肌瘤体积较大，则会压迫到周围的体内组织，可能会造成排尿过多、排尿困难或是便秘、排便疼痛。也有可能会因生理反应过大造成贫血等。

子宫肌瘤，不做手术也行吗？

正在备孕的女性，时常会担心子宫肌瘤会不会让自己很难怀孕。至今为止，医学上的研究并未发现子宫肌瘤会对受孕产生较大的影响，但也不意味着就能放任不管。在所有的不孕症患者中，大约有3%的女性是因为子宫肌瘤而不孕的，也有一部分孕妇因为子宫肌瘤的关系发生了流产或是患上其他后遗症。尽管子宫肌瘤不太会对怀孕产生直接影响，但是如果长期放任不顾，会造成子宫气血不畅，给整个子宫造成不良影响，这就意味着孕妇很难自然分娩。

并不是所有的子宫肌瘤都需要摘除，但是患者一定要对其重视起来。子宫肌瘤受雌激素影响，因此在绝经之前肌瘤有可能会持续增大。当肌瘤增大到某个程度的时候，就需要通过手术摘除。但是手术之后偶尔也会产生不适及一些后遗症，部分情况下即使进行了手术也有可能复发，因此手术也不能算是最佳的治疗方法。

最理想的治疗方法是通过自我管理掌控肌瘤的大小。实际上，如果肌瘤的大小并未超过正常范围，或是没有突然急剧增大，并不需要通过手术来治疗。通过定期的检查和良好的自我管理，并不会产生什么问题。因为肌瘤受到人体激素分泌的影响，所以要注意不要让体内的激素分泌对子宫产生不良影响。首先要避免在日常生活中出现过大的压力或是过度疲劳，并保持下腹部温暖。另外，通过营养均衡的饮食和适当的运动调节激素分泌和气血循环，也是非常重要的。

通过温热疗法缓解瘀血症状

韩医将子宫肌瘤称为"石瘕"，即寒气、瘀血积滞在子宫内形成的看似石块的肿块。这种肿瘤会让子宫等生殖器官机能衰弱，一旦人体受到过大压力，就会妨碍血液的正常循环，继而产生瘀血，最终变成硬块。所以，想要预防和治疗子宫肌瘤，就要优先考虑去除体内的瘀血。当子宫的血液循环恢复正常，瘀血和有害物质从体内被排出，子宫环境就能恢复健康。那么，究竟是什么造成了体内的瘀血呢？

第一种原因是气滞。如果你平时是性格较为敏感的类型，或是经常容易发火，容易感到压力过大的话，就很有可能因为气不通导致血液循环不畅，积滞在子宫内造成瘀血。第二种原因是血瘀。当子宫较为虚弱的时候（生理期、生产后），如果有寒气积聚的话，就会造成子宫内的瘀血。第三种原因是脾肾不足。简单来说是体力不足或是消化机能虚弱，通常是由暴饮暴食或是过度减肥引起，它们会让脾脏和肾脏机能低下，造成人体水分代谢低下，从而产生瘀血。

瘀血产生的原因多和人的日常生活紧密相关，如果下腹部有寒气积聚，可以通过温热疗法（参见第144页）来缓解瘀血症状。当子宫和盆腔的血液循环通畅之后，瘀血和体内代谢废物就会被排出体外，这样肌瘤就不会继续恶化。

子宫肌瘤自我诊断对照表

☐ 有生理痛或生理痛变得越来越严重。

☐ 疼痛时间有逐渐变长的趋势。

☐ 经血量和血块逐渐变多。

☐ 存在生理期外的出血情况。

☐ 平时下腹部有下坠感，经常觉得胀气。

☐ 大小便不顺畅（便秘或是小便频繁、常感到小便残留）。

☐ 生理期外也会感到盆腔痛和腰痛。

☐ 疲劳感增加，常感到头晕或下肢浮肿。

☐ 下腹部感到僵硬或刺痛。

☐ 下腹部赘肉短期内突然增加。

☐ 结婚之后没有采取特别的避孕措施却迟迟没能怀孕。

☐ 怀孕后难以保胎，经常流产。

☐ 曾有过长期服用避孕药或镇痛剂的情况。

☐ 生育之后生理痛状况加重或是有经血量增多的情况。

☐ 生理期前后皮肤问题严重。

☐ 肩膀经常感到疼痛，或是全身有刺痛感。

☐ 经常使用网络。

☐ 较早开始有性生活。

☐ 压力较大且性格比较敏感。

* 如果有 7 项以上符合的话，最好前往医院进行检查。

严重的生理痛
背后隐藏着的子宫内膜异位症

慢慢产生的危险疾病：子宫内膜异位症

"我从十几岁开始就有生理痛的毛病了，不过吃了药之后一般都能很快得到缓解，但是不久之前生理痛突然变得特别严重，甚至影响到了正常的日常生活。"

这名 25 岁左右的年轻女性，从几年前开始就因为生理痛的问题前来医院进行治疗。每年她总会因为严重的生理痛不得不来检查一次，不过每次检查都没有发现什么特别的问题，她的生理痛主要是因为压力造成的原发性痛经。这一次原本以为可能还是压力的关系，结果却和前几次不同。检查结果显示这名女性患上了子宫内膜异位症。她几年前就为生理痛烦恼，不知何时起生理痛已经严重到让她几乎直不起腰来了。如果生育之后生理痛突然变得非常严重，那么就应该怀疑自己是不是患上了子宫内膜异位症。

子宫内膜简单来说就是子宫内的膜，在激素的刺激下为了准备妊娠会增生变厚，如果没受孕的话便会脱落排出，形成经血。提到子宫内膜异位症，大部分人都很容易认为这是源自子宫内膜的疾病，其实除了子宫内膜之外，子宫表面、子宫以外的组织，比方说卵巢或是输卵管、腹膜等地方出现的增生，也有可能会造成子宫内膜异位症。

患有子宫内膜异位症的患者，10 人之中有 3~4 人并无什么特别的外在症状，她们几乎都有些轻微的生理痛，或是有腰痛、盆腔痛、其他各种部位的疼痛等多样化的情况，也多半认为自己只是单纯的有些生理痛而前来医院就诊。然而，子宫内膜异位症是不孕的原因之一，因此必须及时进行治疗。实际上，前来诊治不孕症的患者中，有相当一部分的检查结果都显示为子宫内膜异位症。

虽然子宫内膜异位症的病因尚未明确，但有些重要的危险因素已被证实。如果你符合下列情况，最好多多注意。

子宫内膜异位症的危险因素

❀ 30~44 岁的女性
❀ 家族中曾有人患有子宫内膜异位症

☼ 生育次数不多

☼ 雌激素过多

☼ 生理周期过短（27 天以下），经期时间过长（7 天以上）

☼ 月经初潮来得比较早

剧烈的生理痛和腰痛需要提高警惕

"我本来以为只是常见的生理痛而已，就吃了镇痛剂，想忍一忍。可镇痛剂也缓解不了多少痛苦，只能来医院检查，结果发现自己患上了子宫内膜异位症。"

这是被诊断患上子宫内膜异位症的女性常见的情况。上文我们提到的那位 25 岁左右的年轻女患者也是类似的情况。因为原本就有生理痛，让她们放松了警惕，只有痛得受不了的时候才会服用药物。然而直到某一天，生理痛发展到了完全无法忍受的程度，即使服用药物也毫无效果，她们不得不前往医院进行治疗。这就是子宫内膜异位症主要症状之一：生理痛的变化。因子宫内膜异位症引起的生理痛，通常在月经开始前的 1~2 天就会发生，而且经常会持续到月经结束之后几天。原有的生理痛加剧，或是原本没有生理痛而突然感到疼痛，或是疼痛持续 5~6 天以上，就有患上子宫内膜异位症的可能性，有必要去医院仔细检查。

因子宫内膜异位症引起的生理痛通常有以下这些表现和症状：

✿ 腰疼得好像要断了一样

✿ 似乎有要脱肛的感觉

✿ 盆腔附近有类似针刺一样的疼痛感

✿ 生理期排便不畅或是排便时感到疼痛

✿ 痛得几乎无法正常生活，服用镇痛剂等药物也没有效果

尽管并不是所有生理痛都是子宫内膜异位症的表现，不过以上这些表现中，如果有一条以上符合你的情况，那么请再对照一下以下的关联症状，在关联症状中有两项以上符合的话，你就很有可能患上了子宫内膜异位症。

✿ 难以受孕

✿ 骶椎疼痛

✿ 生理期前或是生理期中排便时感到疼痛

✿ 腹股沟及下肢某些部位有痛感

✿ 右侧上腹部和肋下之间感到疼痛

✿ 左侧下腹部和盆腔之间感到疼痛

✿ 精神疲劳和衰弱

✿ 生理期前感到浑身发冷

✿ 右侧肩膀有疼痛感

✿ 血液检查 CA-125[1] 指数在 35 以上

✿ 经血量过多

如果被诊断为子宫内膜异位症，可以通过激素疗法来缓解症状，不过当症状恶化时，需要通过手术来治疗。如果没能从根本上改变诱发子宫内膜异位症的环境以及发病原因，在治疗之后也常见复发的情况。

让经血能顺畅地排出体外非常重要

韩医学里将子宫内膜异位症纳入了瘀血和症瘕（腹中结块）的范围内。因盆腔和子宫的血液循环不顺畅，使得瘀血在子宫内积聚，这样的瘀血造成结块，继而导致子宫内膜异位症的发生。

为了从根本上治疗子宫内膜异位症，需要找出瘀血产生的根本原因并予以改善，去除瘀血和结块，使子宫恢复到健康的状态。换言之，需要改变使体内积聚"毒素"和瘀血的生活习惯，让子宫的

---

[1] CA-125：是可被单克隆抗体 OC125 结合的一种糖蛋白，在正常卵巢组织中不存在，最常见于上皮性卵巢肿瘤（浆液性肿瘤）患者的血清中，其诊断的敏感性较高，但特异性较差。

血液循环保持在一个顺畅的状态，这样才能防止子宫内膜异位症的复发。

造成瘀血和结块的主要原因是寒冷的环境。平时应该注意少食用寒凉的食物，并且少让身体暴露在寒冷的环境中，也要避免被冷风直吹的情况。尤其是在生理期之前或是生理期中，如果不注意下腹部保暖，经血会因为寒气入侵而无法顺畅地排出体外，很容易诱发子宫内膜异位症。此外，不规律的三餐或是睡眠不足、环境激素、辐射等，会导致身体的免疫力下降和激素分泌不平衡，也容易诱发子宫内膜异位症，请大家务必注意。

在生理期内，为了促进盆腔的血液循环，促使经血顺利地排出，可以尝试做一些有利于循环的瑜伽动作或是按摩，这样不仅能够预防瘀血和结块的产生，也能够有效防止子宫内膜异位症的复发。

让该来的生理期
不来的多囊卵巢综合征

雄激素惹的祸？

如果你的月经每隔好几个月才来一次，严重的情况下甚至一年内一次都没有来的话，你就有可能患上了多囊卵巢综合征。多囊卵巢综合征常会表现为体重增加，并因为雄激素增加，导致体毛像男性一样旺盛，引起粉刺、面疮等皮肤问题。

一般正常情况下，每个月在许多个卵泡中只有一个能在成熟后成为卵子排出体外。但是患有多囊卵巢综合征的患者，会由于激素分泌不均衡或是不足等原因，好几个卵泡同时发育，反而导致没有一个卵泡能够发育成熟，也就无法成为卵子被排出体外。无法正常排卵，月经自然也就不会正常。

多囊卵巢综合征是育龄女性中比较常见的疾病，每 100 人中就有 5~10 人患有这种疾病。如果一年内的月经在 8 次以下，生理周期超过 35 天，或是在没有怀孕的情况下超过 3 个月没有月经，你就必须考虑自己可能患上了多囊卵巢综合征。由于这种疾病比较高发，即使你暂时没有怀孕的打算，一旦患上之后也可能对你的受孕造成影响。因此如果持续 2~3 个月出现月经不调，请务必前往医院通过超声检查一下是否患上多囊卵巢综合征。

对全身的健康都会有威胁

多囊卵巢综合征是由于激素分泌不均衡或是分泌量过少引起的内分泌疾病，可能会导致多种疾病，威胁全身的健康，最严重的甚至可能引发子宫内膜癌。

研究结果显示，患有多囊卵巢综合征的女性，和正常人相比，患上代谢综合征的概率会高 11 倍以上。在这种情况下，女性在育龄期间要注意难以受孕或胰岛素抵抗的问题，绝经之后要注意心血管疾病发生的可能性，坚持管理身体状态和正确治疗。

雄激素分泌增加，使得四肢毛发像男性一样旺盛，或是发生突然长出胡子等多毛症，以及化脓性粉刺症状加剧，起因可能就不是单纯的月经不调，而是多囊卵巢综合征。

西医在治疗多囊卵巢综合征的时候，主要会使用一些调节激素的药物来保证激素分泌的平衡。对没有怀孕打算的女性，西医会使用避孕药，人为地引导月经的到来；对希望怀孕的女性，则会使用排卵诱导剂来促使排卵。但是如果不对导致排卵障碍的根本原因进行治疗，只是长期服用避孕药，反而可能让问题变得更加严重，造成持续的不孕。另一方面，如果只是用药物强制排卵，由于子宫内膜的各种问题，卵泡不能正常发育成熟，着床率也会变得非常低下。那么究竟应该如何控制多囊卵巢综合征呢？

只要减轻体重，大部分情况都会好转

肥胖是可能诱发多囊卵巢综合征的原因，也有可能导致不孕。俗话说肥胖是"万病的根源"，因为肥胖可能导致各种代谢疾病和心血管疾病。

患有多囊卵巢综合征的女性中有 50%~70% 的人是肥胖的，肥胖女性患上不孕症的风险是正常体重女性的 3 倍以上。过多的身体脂肪会造成激素分泌的不平衡，从而妨碍排卵和着床。最近女高中生患上多囊卵巢综合征的情况有所增加，主要的原因就是西方化的饮食结构和压力过大、缺乏运动等导致的肥胖。

既然是肥胖造成的问题，那么首先就得减轻体重。减重是治疗多囊卵巢综合征最重要的方法之一。由于过度堆积的身体脂肪引起了激素分泌不平衡，需要通过减肥将脂肪含量调整到适当的水准，从而让激素分泌恢复到正常的平衡状态。实际的研究结果表明，只要减去 5% 的体重，就能让多囊卵巢综合征的多种症状得以改善。

需要注意的是，比起减去体重，减少体内的脂肪更加重要。单纯的饥饿减肥减去的不是脂肪而是肌肉，所以会让身体变得更不平衡。最好通过适当的饮食调节和运动来减重，才能起到减少脂肪的效果。配合饮食调节喝一些陈皮茶，能有效帮助减少脂肪。韩医将晾晒并存储 3 年以上的橘子皮称为陈皮，它是一种常用的药材，能够起到抑制肥胖和降低胆固醇的效果，所以适当喝一些陈皮茶，对患有多囊卵巢综合征的女性也是有好处的。

通过促进血液循环，使月经变得规律

韩医认为多囊卵巢综合征的病因是肾虚和痰湿，并据此病因开方调养。肾虚指的是肾脏精气不足（可分为肾阴虚和肾阳虚），激素分泌能力低下的状态，原因可能是先天性的机能低下或是长期承受高度压力。痰湿是气血循环不调产生的老化、废弃物质，主要出现在肥胖或是易于浮肿的女性身上。

平时什么生活习惯的女性容易有肾虚和痰湿的体质呢？压力过大或较为敏感，喜欢吃冷饮或面粉制品、油腻的食物，常吸烟或饮酒，长期通过避孕药或是避孕工具来调节激素，经常受到环境激素刺激，以上这些条件都容易造成肾虚和痰湿的体质，还有一些复合型的诱因，比方说卵巢机能下降等。有这样体质的人常会手脚冰凉且下腹部经常感到寒冷。

如果能够注意调整以上这些不良的生活习惯，努力促进身体的血液循环，就可以让子宫和卵巢保持健康的状态。最重要的就是进行"子宫排毒"。通过温热疗法（参见第 144 页）和骨盆矫正（参见第 153 页）等手法，促进下腹部血液循环，逐渐调整激素分泌平衡，并使生理期回复到规律的状态。相对于用药物等手段从外界增加激素来说，通过调整自己的身体状态，让激素自然恢复到正常的分泌状态，才是更理想的根本性改善之道。

不能因为年轻而忽视的提前绝经

提前绝经可不是无妄之灾

"因为我结婚比较晚，所以一结婚就准备要孩子，可是过了两年也没有任何怀孕的征兆，月经也是时而来时而不来。结果到了今年，月经干脆都不来了，我很担心自己的身体，不知道出了什么问题。"

刚一走进治疗室就开始哭哭啼啼地说明情况的这名女性，今年 36 岁，结婚不过两年的时间。因为结婚比较晚，所以婚后马上就努力做怀孕的准备，但是完全没有一点怀孕的征兆，因此承受了相当大的压力。

不正常的月经当然会增加受孕的难度。我们怀疑她是不是因为怀孕心切，造成压力，使得生理情况变得不正常。但是通过各种检查，我们发现她的情况属于"提前绝经"。

医学上说的提前绝经，通常指的是在 40 岁以前绝经的情况。30 多岁的女性，每 100 人中就有 1 人出现提前绝经，20 多岁的女性，每 1000 人中就有 1 人可能遇到这个问题，所以提前绝经相对而言并不少见。准确地说，40 岁后绝经就不能算是提前绝经，而是比其他人的绝经时间略微提早了一些。但不能因为"只是比别人稍早一些绝经"就不把它当回事。雌激素对女性的骨骼、大脑、血管、子宫等有着相当大的影响力，如果雌激素比起别人减少得更为迅速，就会比别人更早地产生许多因老化而引发的症状或是疾病。

说到提前绝经，很多人都认为就像某天在路上突然遭遇了交通事故一样，是无妄之灾，事实上并非如此。几乎没有某一天突然绝经的情况发生。即使是正常的绝经，绝经期到来之前的 3~5 年，也容易出现面部潮红等症状。提前绝经也不例外。一开始是生理周期不正常，接着发展到无月经，最终进入提前绝经的状态。所以，如果能够稍微关注一下自己的月经状态，在早期就进行治疗，提前绝经并不是不能控制的。

容易和单纯的月经不调混淆

提前绝经也是从月经不调开始的。很多人误认为自己只是单纯的月经不调而不采取适当的措施，导致卵巢机能不断下降，最终造成提前绝经。那么普通的月经不调和作为提前绝经前兆的月经不调，究竟有怎样的差别呢？两者之间最大的差别就在于，后者会伴随一些绝经期常见的症状。

正常的绝经，在开始前 3~5 年，生理周期就会变得不规律。由于卵巢机能下降，在早期生理周期会变短，之后几年又会拉长到 40~50 天。生理周期变长的这段时期，也就是我们常说的更年期，会出现一些特定的症状，比方说面部潮红和冷汗，失眠和忧郁，时常感到疲劳等，都是绝经期接近的信号。以下列出的症状是单纯的月经不调和提前绝经之间的差别。

❀ 超过 2 个月没有来过月经。

❀ 生理周期缩短到 23~26 天。

❀ 生理周期变得没有规律，经血量也减少了。

❀ 阴道有变得干燥的症状。

❀ 面部出现潮红，经常觉得燥热。

❀ 整晚都不断出冷汗。

❀ 疲劳感增强且难以恢复。

❀ 常忧郁，失眠。

如果是单纯的经血量减少，不必太过担心。你可能会因为一时压力过大造成经血量变少，也有可能因为子宫内有瘀血，让子宫变得虚弱，造成经血量减少。在这种情况下，尽可能让你的身体保持温暖的状态，并努力减少压力对自己的影响，就能让生理期恢复到正常的状态。

尽管关于提前绝经的原因至今还没有一个明确的说法，但大致推测可能是由于染色体异常、免疫系统问题、放射线治疗、使用抗癌药物、感染、手术等。特别是年轻女性出现提前绝经的情况，大部分都是因为染色体异常。不过，因为在很多情况下无法得知准确的原因，所以一旦你怀疑自己有提前绝经的问题，务必尽早前往医院检查后治疗。

让你的卵巢保持年轻！

从医学角度来看，女性在 40 岁以前绝经的情况叫作提前绝经。超过 40 岁就不能算是提前绝经，而是比一般情况来得早一些的绝经。换句话说，就是卵巢比生物学上的年龄提前老化了。有各种各样的因素会导致卵巢老化，比如吸烟、酒精、抗癌治疗、外科手术、放射线治疗、环境激素、体内脂肪过多、营养不足、不规律的生活习惯、睡眠不足等。有研究结果表示，吸烟的女性要比不吸烟的女性提前将近两年进入绝经期，可见吸烟和女性健康之间的关联。因患有卵巢癌或子宫癌进行过化疗和放射线治疗的女性，每 10 人中就有 1 人会出现提前绝经的情况。

如果你原本的生理周期是 30 天，一旦缩短到 26 天以下，就可能是卵巢机能低下发出的信号。如果经血量和生理期减少和缩短到原来的一半，或是出现严重生理痛，一定要去医院检查一下卵巢的健康状况。提前绝经不仅意味着无法受孕，而且意味着会让你陷入容易发生各种问题的非健康状态。在绝经之后女性很容易患上心血管疾病或是骨质疏松症，这都是因为雌激素分泌减少。也就是说，绝经时间较早会让你比其他人更早遇到各种问题和疾病。让你的卵巢保持年轻的状态，能够让你生活得更加健康，保持身体的良好状态。

身体的老化是自然的发展，也是无法阻止的，但是可以通过努力减缓衰老的速度。只要改掉那些会加速人体老化的坏习惯，就能获得成功。首先，为了排出子宫内的"毒素"和老废物质，你需要摄取均衡的营养，帮助细胞进行再生。充足的睡眠，能够让全身的细胞、肌肉和脏器进行良好的新陈代谢。而促进气血循环也能帮助身体保持健康，让卵巢保持年轻。

之前那名 36 岁就提前绝经的女性，如果在两年之前刚开始出现月经不调的时候就来医院进行治疗的话，不知道结果会不会有所不同。时间是不能倒流的，已经发生的事情不可能重来。健康是需要在失去前努力保护的。我们应该经常关注肉眼看不到，却是女性体内最重要的器官之一的子宫的健康状况，保持良好的生活习惯，预防提前绝经的发生。

▼

没有永远的不孕

你只是较难受孕

　　或许打算怀孕的你通过一年的努力也没能成功，于是就开始怀疑自己是不是患上了不孕症。不孕症指的是无法受孕的状态。一般来说女性的年龄超过 35 岁后，患上不孕症的可能性就会变高。女性最适合怀孕的年龄是 25 岁左右，随着年龄的增加，受孕的能力就会相对降低，在 35 岁之后受孕的概率便会急剧减小。最近这些年，人们普遍晚婚，同时也推迟了受孕和生育的年龄，因此不孕症也自然有了高发的趋势。

　　但这也不是说超过 35 岁以后，就完全没有怀孕的可能了。如果说 20 多岁就有女性会提前绝经，那么同样也有超过 45 岁还生育了健康孩子的女性。实际上比起年龄来，子宫和卵巢的健康状态是最重要的。准确地说，并不是不孕症，只是难以受孕——相对于 20 多岁的年轻女性来说难以受孕，而不是不可能受孕。如果你平时注意养成良好的生活习惯，保持子宫和卵巢健康年轻的状态，那么即使已经超过 35 岁，你一样可以孕育出健康的宝宝。

为什么没能怀孕呢？

不孕的原因来自男方的情况占 25%~45%，来自女方的情况占 40%~55%，男女双方都有问题的情况占 10%，而原因不明的情况也有 10% 左右。

最近因为环境、激素等现代问题，由男女双方因素造成不孕所占的比例都有所增加，不过总体来说还是女方因素所占的比例更高一些。有不少女性，在各种检查都无异常的情况下，也可能一直难以怀孕。主要的原因通常是子宫状况不佳导致着床率降低。如果着床率比较低，通过人工授精或试管技术也不容易受孕。某家治疗不孕不育的著名医院的数据表明，试管婴儿的成功率大约在 30%，而失败的原因，相对于受精来说，反而和着床更有关联。

在引发女性不孕症的各种原因之中，排卵障碍的情况最为多见，而导致排卵障碍的原因是多种多样的。多囊卵巢综合征、子宫内膜炎等会影响到排卵的疾病，以及甲状腺功能减退（甲减）或亢进（甲亢）等激素异常的情况，都是较有代表性的造成排卵障碍的原因。此外，最近发现还有因肥胖或体重过轻导致的排卵障碍，以及由于无月经造成的不孕。

如果输卵管堵塞，也会造成不孕的后果。输卵管是从卵巢排出卵子的通道，也是受精卵前往子宫的通道。输卵管会因为子宫内膜炎、子宫肌瘤、输卵管炎、手术后遗症等问题堵塞或是变窄，如果没有调养，就会造成受精卵着床困难。子宫状况不好或患有子宫肌瘤、子宫内膜粘连、子宫内膜炎等疾病，受精卵是很难正常在子宫内着床的。

要想怀孕，先要调养好自己的身体

要想顺利怀孕，至少要让自己的身体保持健康的状态。如果土地没有好的基础，那么即使一直播种也不会发芽。不要为了怀孕而满心想着如何受孕，应该先让自己的身体变得更加结实和健康。怎么做才能让你的身体保持容易受孕的健康状态，让你的子宫和卵巢机能恢复正常呢？最简单的预防方法或最根本的治疗方法，就是避免易于引起不孕症的情况发生。

从韩医的角度来看，难以受孕的原因是多种多样的，最具代表性的有三种：

第一种原因是气血不足。因为女性会通过周期性的生理期将部分血液排出体外，所以相对男性来说，更容易气血不足。气血不足容易让人感到疲劳或头晕，还会产生月经不调、失眠、便秘、皮肤干燥、阴道干燥、性生活疼痛等问题。这样一来便会造成排卵不规律，让受孕变得困难，即使怀孕了也比较容易流产。也就是土地太过干燥，导致种子无法发芽。

第二个原因是痰湿。痰湿是由代谢过程中留下的老废物质没有及时排出造成，痰湿体质的人很容易发胖。西医也认为肥胖的女性比较难受孕，因为血液中的脂肪过多会阻碍正常的血液循环，而脂肪细胞中分泌的雌激素则会破坏激素的平衡。打个比方，就好像是土地中水分含量过多，造成种子在发芽前就先腐烂了。痰湿体质的女性容易出现四肢浮肿、关节痛、脸色暗沉、白带增多、子宫肌瘤等问题。

第三个原因是身体太过虚弱或是属于寒性体质。女性的身体阴气较重，所以需要适量的阳气帮助促进循环和代谢，即子宫需要保持温暖的状态才能保持良好的机能。平时如果喜欢食用大量的冷饮或凉性食物，经常让自己暴露在冷气中，就容易让子宫的机能低下，引发生理痛和月经不调等问题，也容易影响到受孕。就像是土壤温度如果太低，将导致种子无法发芽。有这种情况的女性通常容易出现消化不良、手脚冰冷、腹部寒冷、白带结块、卵巢囊肿等问题。

如果不是一些特别严重的机能问题，大部分的不孕症都是可以治疗的，所以我们应该称之为难以受孕而非不孕。没有永远的不孕。重要的是通过恰当的治疗来解决问题。从现在开始，你不妨通过我们下文即将介绍的子宫排毒法，让你的子宫机能更健康，并有效地调节生理周期，让生理期恢复正常状态，这样一来，就能够提高受孕的概率。

第 3 章

了解女性的身体，
进行子宫排毒

对女性来说，子宫的健康和全身健康几乎能够画等号，足见子宫健康的重要性。因此，就算你暂时没有怀孕的计划，平时在日常生活中也没有生理痛和月经不调的困扰，也还是应该关注子宫的状态，让子宫有规律地进行排毒。如果你从现在开始，通过必要的方法保证子宫顺利地排毒，就能在十年之内保持子宫的健康。不仅能保证子宫健康，还能促进女性全身健康的子宫排毒术，大家不妨从现在开始就一起来试试看吧！

只要子宫能够顺利排毒，
生理状态就能恢复正常

子宫正受到威胁

来我们医院就诊的女性各自有着不同的困扰。大部分情况下，她们因为难以受孕来妇科就诊，也有一些还没有怀孕计划的年轻女性，为了调整不规律的生理周期前来，还有些女高中生因为剧烈的生理痛影响了正常的学业生活，她们往往会紧紧地抓着母亲的手来看病。还有一些曾在其他医院检查后得知需要手术治疗，但并不愿意动手术的患者，或是通过一段时间的药物治疗产生了副作用的病人。

每天我都要面对数名前来就诊的女性，通过和她们交谈，便会得知大致的病因。也就是说，其实并没有什么疾病是毫无理由产生的。

在日常生活中压力比较大的人，通常看起来脸色暗沉，身体也会相对僵硬；经常穿紧贴在腿上的紧身裤、脚踩细高跟的人，走路时腰部会晃动，导致平衡较差。睡眠时间长期没有规律，在家不好好吃早饭，在许多患者身上也是比较常见的问题。在冬天还喝冰凉的饮料，不顾身体状态反复过度减肥，都是现代女性常见的不健康生活习惯。当然，也有一些肥胖的患者在稍稍减肥之后，生理状态就变好了。无论是压力，还是快餐食品、频繁的聚餐、不注意保暖的生活习惯、不合理的减肥、肥胖、体型不正，等等，都会对子宫正常排毒产生不良影响，同时威胁着女性的健康。

正在威胁子宫的"毒素"

- 不合理的减肥：如果你的身体没有摄取足够的营养，就会引起月经不调等问题。这种身体状态在韩医中被称为气血不足，"血虚"。

- 油腻的饮食：过分油腻的食物会导致血液中脂肪含量过高，混着脂肪的血液进入子宫，就有可能诱发月经不调。

- 乱用药物：不恰当地服用镇痛剂、消炎药、抗生素等药物，或是随便使用激素类药物，会导致月经不调。

- 压力：精神上的过大压力会妨碍全身的气血循环，也会影响子宫和卵巢的正常机能。

- 忧郁：食欲低下、难以入眠、消化障碍等问题，会让身体变得虚弱，全身气血不顺，从而导致月经不调。

❀ 下腹部寒冷：子宫的周围如果不够温暖，就会阻碍子宫的血液循环，容易在子宫内产生瘀血。

❀ 缺乏必要的身体活动：如果经常让身体处在静止状态下，自然会阻碍气血循环，减慢身体的新陈代谢，诱发月经不调。

❀ 肥胖：肥胖的人体内堆积了过多的废物，阻碍了正常的血液循环。气血不顺就会产生瘀血，给子宫的健康带来不良影响。

子宫需要排毒

提到子宫，很多人就会联想到"怀孕"，所以大部分女性容易因为自己还没打算怀孕，或是已经生过孩子了，就忽视了子宫的健康，其实这样很容易酿成不良后果。

就像我们前文中说到的那样，对女性来说，子宫健康往往就等于身体健康，足见子宫健康的重要性。因此，即使你暂时没有怀孕的计划，在日常生活中也没有生理痛或月经不调的困扰，也还是应该关注子宫的状态，注意子宫排毒。如果你从现在开始，通过必要的方法保证子宫顺利地排毒，就能为十年后的健康状态打好基础。

若是将生理痛和月经不调误认为是常见的状况，也不采取相应的措施，很有可能威胁到身体健康。生理痛或月经不调的症状是子宫发出的危险信号，也是身体健康发出的警报。不过，这些症状并不是无法控制的，通过适当的调理也很容易好转。导致生理痛等异常状况的主要原因，通常都来自不良的生活习惯。只要从现在开始，尝试改变那些不健康的生活方式，通过子宫排毒将"毒素"排出体外，经过一段时间之后，你的生理状态便会渐渐地恢复正常，还能进一步感受到身体状态变得更加理想。对子宫健康以及女性身体健康来说，子宫排毒是重要的第一步！

子宫健康自我诊断对照表

☐ 生理周期和经期不规律，有生理痛的情况。

☐ 经血颜色偏深，经常混有血块。

☐ 不在生理期也会感到盆腔和腰部疼痛。

☐ 平时经常承受较大压力。

☐ 手脚冰冷，经常放屁。

☐ 常在外面就餐，喜欢吃油腻的食物。

☐ 喜欢喝冰凉的饮料，经常穿迷你裙或是非常紧身的裤子。

☐ 经常通过挨饿的方式减肥。

☐ 几乎不运动。

☐ 容易便秘。

☐ 脸上常会长小疙瘩。

* 如果有三项以上符合的话，你就应该进行子宫排毒了！ 从今天开始，就按照科学的方法进行子宫排毒吧。

充分了解女性身体，
子宫排毒就会变得简单

女性的身体以 28 天为周期发生变化

要想让子宫排毒进行得更顺利，首先要了解女性的身体和子宫的情况。女性在生理期的时候，常会感到四肢无力，只想躺下休息，腿部浮肿，眼窝深陷等。生理期结束之后，下腹部会略微内收，整体会感觉变瘦了一些；皮肤变得光洁，心情也会舒畅不少。但是在月经开始前，有时候会便秘，感到肩膀疼痛、全身僵硬，难以抗拒甜食的诱惑，还时不时会发无名火，或是莫名地忧郁。

女性身体在某些时期的运转是不完全取决于自身意志的，而是以月经周期为周期，通过激素这种强烈的刺激，调整女性的身体和心理状态。月经周期一般为 28 天，就好像以 28 天为周期，让身体像跳舞一样伴随韵律发生变化。只有对自己身体的周期变化有充分的了解，才能切实地管理子宫和身体的健康状况。

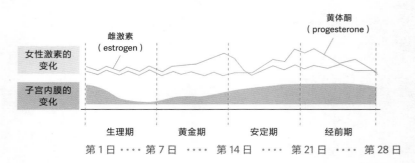

决定女性身体在 28 天周期内变化的物质，是卵巢中分泌的雌激素和黄体酮这两种激素。根据这两种激素分泌量的变化，可以将 28 天大致分为生理期、黄金期、安定期、经前期四个区间。

🌸 生理期：月经开始的第 1 天 ~ 最后 1 天

🌸 黄金期：月经结束的第 1 天 ~ 排卵日的前 1 天

🌸 安定期：月经开始后的第 14 天 ~21 天

🌸 经前期：月经开始后的第 21 天 ~28 天（或是月经开始前的 1 周 ~ 月经开始的前 1 天）

女性体内重要的激素——雌激素，是在女性怀孕期间，促使子宫内膜增厚的一种激素。此外，雌激素对人体的各个方面也起到多种重要的作用，不仅能够抑制胆固醇的增加，从而保证血管和骨骼的强健，还能够呵护肌肤，使皮肤保持湿润且富有弹性的状态。雌激素还能通过调节自主神经，使人的心情变得愉快。所以当雌激素减少的绝经期到来，女性就会变得容易忧郁和恐慌，骨质疏松，皮肤也渐渐干燥、失去弹性。

"黄体酮"这种激素主要对生殖机能产生作用，分泌这种激素会让女性容易怀孕，子宫内膜也相应地变得柔软；如果没有怀孕，它就会使在雌激素作用下变厚的子宫内膜脱落，达到清扫子宫内部的目的。雌激素和黄体酮两种激素与女性的怀孕、生育密切相关，当然和女性全身的健康也密不可分，对每个月的生理期和身体的状态都会产生较大的影响。

虽然每个人的情况各有不同，不过从平均值的角度来看，最为正常的生理周期是 28 天。在这个周期内，女性的身体会跟随两种激素分泌量的变化而变化，通过不同的变化，可以将一个周期大致分为四个时间区间。如果能准确地理解每个月的生理周期以及身体的变化节奏，子宫排毒就会比大家想的更容易。不过在进行子宫排毒之前，你要仔细地检查一下自己的生理周期等状况。只有在充分了解生理周期的情况下，才能更了解自身的情况。

需要安静和充分休息的
"生理期"
——月经开始第 1 天 ~ 最后 1 天

能否顺畅地排出经血是此时的关键

在这个时期，雌激素和黄体酮的分泌量都会减少，增厚的子宫内膜开始脱落。人体为了排出这些脱落的内膜和血液，体内前列腺素的浓度会升高，子宫收缩的强度增大，因而会产生疼痛感。因生理期到来产生的各种不适症状，在月经开始后两天会因为雌激素一时性的增加而恢复安定状态。

生理期最重要的就是能够顺畅地将经血排出体外。一旦经血没有顺利地排出，就会积聚在体内，产生瘀血，有可能导致各种子宫疾病。为了让排出经血的过程尽量不受到阻碍，在生理期内需要尽可能地保持安静，并获得充分的休息，消除心理上的紧张状态，让身体保持温暖，重要的是使身心都处在一个相对平稳的状态。

生理期时首先应该注意保持身体的温暖。可以用毯子盖在膝盖上，注意穿保暖的袜子和鞋子，服装要尽可能穿宽松舒适的款式。迷你裙或是紧贴在身上的紧身裤容易阻碍子宫周围的血液循环，使子宫内温度下降，易于积聚瘀血。此时也要避免食用冰冷的食物或是喝冷饮，推荐大家饮用温热的韩方茶（参见第 177 页）。多喝艾草茶或生姜茶等性质温热的茶水，能够保持下腹部温暖，促进血液循环，帮助经血排出体外，也能够缓解生理期出现的一些不适症状。

不恰当的皮肤护理反而会让皮肤情况恶化

雌激素能让皮肤保持光滑细腻，在生理期，因雌激素分泌量减少，皮肤状态变得很不理想。肤色会变得暗沉无光泽，即使原来是干性的肤质，也很容易长出一些小疙瘩，这都是因为黄体酮促进了皮脂的分泌。所以在生理期，女性的肌肤会变得非常敏感。此时的皮肤很容易出现潮红、瘙痒、皮炎等症状，应该注意不要刺激皮肤，适当地进行保养。若是因为觉得皮肤暗沉无光泽，就随意地使用含有颗粒的磨砂膏清洁面部，会对皮肤造成刺激，使其变得更加敏感。这样一来很容易长出粉刺和脓疮，这些粉刺和脓疮还很有可能在皮肤上留下痕迹，在生理期结束后要花费一番工夫保养，才能消除那些烦人的痕迹。

由于生理期皮肤的敏感特质，在此期间最好不要使用从未用过的新化妆品，也尽量避免使用天然面膜。对生理期时的皮肤来说，吃好、睡好、休息好才是最佳的保养品。

心情变得低落是身体需要休息的信号

尽管生理期会让人觉得有些难受和麻烦，但还是要尽可能让心情保持稳定和平和。此时你多半会觉得做任何事情都提不起精神，而且非常容易发火。换句话说，其实这是你的身体为了维持健康的状态，加强了防御机能。不少人看到女性为了一点小事而神经紧张或发怒，便会问："是不是你的生理期来了？"其实这种状态的主要出现时期并不是生理期，而是在生理期前。生理期到来之后，女性反而连生气的精力也丧失了，此时所有的事情在她们看来都是麻烦又让人忧郁的。

生理期忧郁等消极情绪加剧的情况，并不是需要大家克服或解决的问题，而是身体发出信号，希望你能尽量获得充分的休息，不要过于顾虑周围的事情。大家应该关注到身体发出的疲惫信号，切勿在生理期进行剧烈运动，应该尽可能地保证休息。

不要强行减轻体重，应满足于保持体重

生理期对你来说，最重要的就是保持安静和保证休息。为了能让身体获得充分的休息，你的新陈代谢能力会降低。所以在生理期减肥的话，并不会得到理想的效果。如果是此前为了减重正在进行高强度运动的人，应该在生理期内降低运动强度。生理期时人的体能会有所下降，此时若进行高强度运动，很容易损伤关节和韧带。

平时身体健康、血液循环也比较顺畅的女性，可以在生理期适当做一些低强度运动来帮助经血排出，不过仅限于类似简单伸展、散步等轻度的有氧运动。如果强行进行高强度运动或肌肉运动，只会让身体的疲劳度增加。生理期进行低强度运动时，也要注意保暖。体温下降会让肌肉收缩，加重生理痛。

日常需要克制食用，生理期禁止摄入的食物

有些比较特别的食物，在日常生活中适当吃一点问题不大，但是在生理期却一定要避免食用。为了预防生理痛、身体浮肿、体重增加等问题，在食用以下这些食物时务必要有所控制。

咖啡因

有些女性为了在生理期让心情保持稳定，会饮用咖啡。如果平时就是喜好咖啡的人，在生理期会更频繁地饮用。但是咖啡本身是寒性食物，又容易加速体内水分流失，对女性的身体并没有多少益处，在生理期更应该避免摄入。如果生理期实在想要喝点什么的话，不要选择咖啡，不妨选择一些果汁来替代。

酒精类饮品

饮酒是绝对禁止的！酒精和脂肪有较好的相容性，很容易使脂肪在体内堆积，而且难以被分解。如果在新陈代谢较慢的生理期摄入了酒精，就会让本来就容易在生理期浮肿的身体，在酒精影响下加速脂肪堆积。

油腻的食物

脂肪虽然是能够为人体提供高效能量的营养素，但是在生理期，由于身体代谢较慢，容易阻碍体内循环，让身体变得浮肿。生理期时如果摄入过多的脂肪，就会加剧体内脂肪堆积，使循环不断恶化。

盐分过高的食物

生理期因为身体和心理的状态不佳，很容易想要食用辛辣和咸的食物。辛辣的刺激性食物会加剧生理痛，而盐分过高的食物很容易让体内的盐分浓度升高，导致身体变得浮肿。所以在水分代谢较慢的生理期，需要避免食用太咸的食物。

身体和心情都变得轻松的
"黄金期"

——月经结束的第 2 天 ~ 排卵日前 1 天

迎来排卵日的时期

如果以正常的周期 28 天来看，排卵日大概在月经开始后 14 天，排卵日的前 5 天和后 4 天加一起称为排卵期。黄金期指的是生理期结束后雌激素分泌量增加，即将迎来排卵日的这段时期。如果这段时期过短，会导致卵泡无法成熟，子宫内膜也无法正常增厚；反之，如果这段时期太长，则会因为雌激素不足导致卵泡质量降低，排卵也相应推迟。

在黄金期，女性体内最重要的变化，就是卵泡在卵巢内发育成熟。如果在这一时期卵巢机能低下，会导致卵泡无法正常成熟，也无法顺利地排卵。排卵如果没有正常进行，生理周期也会变得没有规律，甚至有可能导致闭经。

为了能在黄金期提高卵巢的机能，可以适当做一些身体按摩，多食用一些富含矿物质的食物以弥补生理期时体内流失的矿物质，或是做一些瑜伽运动来促进激素的分泌，从而保持体内的激素分泌均衡。

易于产生成果的最佳减肥期

当生理期结束之后，身体的浮肿会逐渐消除，你会觉得身体变得轻松起来。事实上此时你的体重也会略微减轻。由于黄金期时激素分泌维持在较为稳定的均衡状态，所以人体的新陈代谢也变得活跃起来。因此这个时期也被叫作"减肥黄金期"。人体新陈代谢变得活跃之后，体内的脂肪便易于分解，同时体能相对充足，比较适合进行一些强度较高的运动。此时与其他时期相比，采用相同的饮食调节和运动疗法，会更易取得理想的减重效果。大家不妨好好利用这个时期，有效地进行减肥。

皮肤再生能力最强！此时适合进行皮肤手术！

在黄金期，女性皮肤的细胞再生和新陈代谢能力会进一步增强，在此期间注意护理和保养皮肤，能够取得显著的成效。如果生理期时因为新陈代谢不畅产生了一些皮肤问题，在黄金期可以通过适当的护理使肤质恢复到比较理想的状态。生理期皮肤长出的粉刺或脓疮容易留下瘢痕，但黄金期时即使产生粉刺，因为皮肤再生能力增强，粉刺消失后也不会留下什么痕迹。如果你的皮肤长有让你无论如何都想要去除的粉刺或脓疮，那么在黄金期通过治疗消除是最为理想的。

在生理期，人体的皮肤油脂分泌增加，皮肤上会堆积较多的废物，因此在黄金期可以使用一些性质比较温和的磨砂类产品对皮肤进行按摩，从而舒缓毛孔，排出积聚在毛孔内的老废物质。若是想使用一些高功能性保养品，黄金期也是不错的选择，能够最大限度地发挥保养品的作用。如果你需要进行皮肤科手术，黄金期也是最佳时机，能使你在术后迅速恢复到日常生活的正常状态。

可以准备受孕，或是注意避孕！

在排卵发生之后的 12~24 小时内，卵子依然可以存活。此时如果与之前就在体内等待的精子相遇，就有可能受精，形成受精卵，使女性怀孕。尽管排卵期因个体差异，时间上有所不同，不过通常来说从排卵前 3 天开始，至排卵后 1 天，都是最佳受孕期。此时女性如果与男性发生性关系，就很有可能怀孕。正在备孕的女性，或是想要避免怀孕的女性，都应该充分了解自己的排卵期。

在接近排卵期的时候，性别魅力会达到最佳状态，这是人体自然而然产生的反应。所以曾有研究结果显示，在接近排卵期的时候参加相亲会，获得异性青睐的概率会相对增高。这也是想要交配的自然欲望的正常反应。所以，如果你想要站在更冷静的角度选择适合的对象，需要避免在排卵期接近的时候参加相亲或是联谊活动；反之，如果你平时看待异性的目光过于挑剔，不妨在接近排卵期的时候尝试参加相亲活动。

韧带变得松弛的时期，小心你的关节

尽管黄金期人体的各种状态都可以说达到了一个接近完美的状态，但韧带却刚好例外。排卵期时名为松弛肽（也叫松弛素或耻骨松弛激素，relaxin）的激素和雌激素分泌量上升，在这两种激素的作用下，连接人体骨骼之间关节的韧带会变得松弛。所以在迎接排卵的黄金期，需要特别注意不要让膝盖或手脚踝关节受伤。当然，如果你平时就通过一定的肌肉强化运动让韧带和关节变得坚韧，此时也无须太过担心。

通过摄取维生素 C 增强人体的免疫力

　　女性在生理期结束后的一周内身体的免疫力会下降，感染各种疾病的可能性也会提高。随着子宫内膜在生理期脱落，子宫内经过新陈代谢，在黄金期产生新组织。此时适合弥补生理期造成的气血不足，通过补充富含维生素 C 的水果和蔬菜，增强人体的免疫力。尤其是形成植物色素的植物化学元素成分，具有抗氧化、增强免疫力的效果，所以不妨在黄金期多食用一些色彩鲜艳的蔬菜水果。

激素分泌产生巨变的
"安定期"
——月经开始后的第 14~20 天

适合管理体质的时期

进入排卵期后，女性的身体会开始为受孕做准备。雌激素和黄体酮分泌量急速上升，身体尤其是子宫内膜为了应对怀孕而发生变化。如果没有怀孕的话，雌激素和黄体酮分泌量会再次降低，子宫内膜脱落，从而形成月经。

无论有没有怀孕，在安定期最需要大家做的，就是让自己的子宫内膜正常增厚、生长。这样一来，无论有没有受精卵着床，都能保证身体在生理期过后的时期维持一个比较好的状态。如果你计划在近期受孕，而子宫内膜没有在激素刺激下正常增厚，就会降低受精卵的着床率，导致难以受孕或流产；如果没有受孕计划，而子宫内膜没有正常增厚，便有可能导致生理周期变短，或是在预计的生理期之前几天子宫就开始出血。

在安定期激素分泌量会发生巨变，自然会导致女性身体和心理上的变化。此时要注意避免会严重影响身体和心理状态的事情，减少能量消耗，使身体和心理都处在一个相对平静的状态。安定期产生的身体和心理上的变化如果渐渐变得明显起来，就会延续到此后的经前期。事实上，没有必要对这两个紧密相连的时期进行明确划分。不过安定期是非常适合大家管理自己身体状态的时期，如果能在此时充分管理好自己的身体，就能避免因激素剧烈变化导致的经前综合征，顺利地迎来生理期。

专注于对皮脂和毛孔的护理

经历了排卵期之后，女性的皮肤会渐渐变得有些粗糙。这是皮肤角质层变厚以及皮脂分泌增加、皮肤干燥等造成的后果。从安定期开始，至经前期，如果不好好护理角质，你的皮肤就很容易产生各种问题，所以要注意在这期间仔细地洗脸和去除角质，保证毛孔不被皮脂堵塞。在这个时期，最适宜使用那些具有去除角质或是收缩毛孔效果的面膜。通过食用苹果、番茄、辣椒、胡萝卜等水分含量充足且具有膳食纤维的水果或是蔬菜，能够缓解皮肤干燥和便秘等常见于安定期的问题。尤其是深色的水果或蔬菜，含有丰富的抗氧化元素，非常适宜在这个时期食用。多饮用菊花茶、柠檬茶、陈皮茶等富含维生素的茶，也有助于抗氧化，能够让你的身体更为安定并富含能量。

注意避免暴饮暴食！注意管理你的体重！

在黄体（corpus luteum）形成的安定期，人的味觉和嗅觉机能会达到一个高峰，此时剧烈变化的激素含量和变化的体温都会让身体承受不小的压力，容易让人暴饮暴食。这段时期人体的脂肪细胞也会变得相当活跃，所以一不小心就有可能导致体重增加。

安定期的最佳膳食是富含纤维的蔬菜。在安定期的后半段，黄体酮激素数值会不断增高，导致肠的收缩运动减缓，从而引发便秘。如果食用富含纤维的蔬菜，就有助于防止便秘，相对较低的热量摄入便可产生充分的饱腹感，有助于防止体重增加，调节体内的脂肪含量。安定期时需要大家通过合理的饮食和适量的运动控制自己的体重。

减少高糖分或是高盐分食物的摄入

　　在经前期，女性的身体会因为承受较大压力而倾向于选择比较咸和比较甜的食物，其实这样的口味变化在安定期就已经开始了。如果在安定期没能调整好口味的话，到了经前期便会因为无法忍受更多压力而爆发性地大量食用重口味的食物。然而盐分过高或是糖分过高的食物会让人体容易浮肿，阻碍气血循环，从而导致月经不调。为了避免盐分过高或是糖分过高的食物对你的诱惑，不妨食用一些甜度较高的水果或是坚果进行替代，并通过简单的瑜伽和伸展运动来及时缓解身体承受的压力。

▼

比生理期更让人感到难受的
"经前期"
——月经开始后的第 21~28 天

预防和控制经前综合征

　　比生理期更让人感到难受的，其实是月经开始前的那一周。从安定期开始产生的身体、心理上的变化会逐渐变大，从而导致所谓的经前综合征。在经前期，女性的身体可能会同时出现腹部和胸部的肿胀、体重增加、困倦、便秘、小便频率增加、头痛、腹痛、腰痛等各种症状，还会极度想要食用甜食或是其他重口味的食物，忧郁感剧增且变得焦躁易怒。严重的话还会出现便秘好几天，口唇附近长出许多疙瘩等问题。尽管每个人的情况有所不同，但大多数女性都会被经前综合征困扰。

　　女性在排卵之后为了备孕，雌激素和黄体酮的分泌量会突然急剧上升，如果在安定期没能好好调理身体，那么到了经前期，雌激素和黄体酮的分泌量又会突然下降。经前综合征其实是因为大脑中调节激素分泌的下丘脑无法适应急剧产生的激素分泌量变化，导致的一系列反应和后果。

在经前期，对大家来说，最重要的任务就是有效预防和控制经前综合征。即使已经出现了经前综合征的一系列症状，你也应该努力调节自身状态，尽量不要让经前综合征给日常生活带来太大的不良影响。在经前期可以通过按摩、瑜伽等能够促进子宫排毒的活动缓解身体的紧张，尽可能少食用重口味并会妨碍气血循环的食物。只有身体气血循环顺畅良好，你的生理期才会顺利到来。

注意控制盐分过高食物的摄入，就能避免身体浮肿

黄体酮的特点之一就是会在体内积累水分。所以女性常会在经前期发现自己出现身体浮肿的情况，此时胸部也会变得肿大而坚硬，有可能会感到一些疼痛。经前期应该特别注意，尽量不要摄入盐分过高的食物。口味太重的话，就会让你体内的水分滞留，很容易导致浮肿。当然，血液循环不畅也是造成身体浮肿的一大原因，此时不妨通过按摩等活动，有效地促进身体的血液循环。

用水果代替糖分过高的加工食品

很多女性都会因为自己突然被巧克力或甜面包等甜食吸引，而发觉生理期将至。这种表现也是激素产生的刺激作用造成的。如果你在平时的生活中经常承受较大的压力，那么一种叫作皮质醇（cortisol）的激素分泌量会增加，这种激素会抑制黄体酮的功能，造成人体糖分代谢的速度降低，从而导致血糖指数降低。你的身体为了补充糖分，就自然而然地被甜食所吸引。所以，就算是平时对甜食没什么兴趣的女性，到了经前期也会开始偏好甜食。

经前期的体重增加有可能是身体浮肿造成的，也有可能是甜食摄入过多造成的。一般来说，当月经开始的时候，你的食欲就会开始降低，但是有一部分人即使在生理期，也会持续偏好食用糖分较多的食物。此时，相对于食用巧克力或甜面包等糖分过高的加工食品，吃甜度高的水果和美味的坚果更合适，也可以吃一些不含白砂糖的水果干来满足自己。

可能会出现晕眩感

女性在生理期可能会出现暂时的贫血症状，不过在经前期也有可能出现类似贫血的一些情况。由于此时激素分泌量的急剧变化，人体的自主神经会受到较大的影响。若是供血量不足，会造成对大脑的供血不足，从而产生类似贫血的晕眩感觉。这是大脑的血液供给瞬间性不足导致的症状，大家也不必太过担心。只要通过日常的适当运动来增强心脏机能，就能有效减少晕眩感的产生。

通过按摩促进皮肤的新陈代谢

经前期女性的皮脂分泌量增加，很容易产生许多皮肤问题，加上身体浮肿等症状，此时需要大家格外注意对皮肤进行管理和保养。通过舒缓的按摩，能够提高皮肤的新陈代谢能力，促进血液循环，从而缓解浮肿的问题，也可以消除身体的紧张和疲劳感。越是接近生理期，女性的皮脂分泌量就越多，这时需要使用一些含油量较低的化妆品，并使用性质温和、不刺激敏感肌肤的保养品，起到平衡皮肤新陈代谢的作用。

与其饥饿减肥，不如多做简单的伸展运动！

在经前期因为激素的影响，女性会自然地被甜食吸引，所以如果此前在进行饥饿减肥的话，最好能在这时暂停一下。如果在经前期还继续保持饥饿状态，只会让经前综合征更严重，也不利于身体的气血循环，甚至会导致月经不调。前期一直通过挨饿减肥的人，反而容易在这时放弃减肥，转而投向另一个极端——暴饮暴食。因此在经前期不要刻意抑制自己的食欲，而应该食用一些对身体有益的食物，并进行适当的伸展运动或有氧运动，调节身体状态。在这个时期做子宫排毒瑜伽，对预防经前综合征非常有效，能够大幅度地减轻身体的各种不适感受。

第 4 章

28 日完成的
子宫排毒计划

子宫排毒计划对每个人来说都是易于理解，并能简单操作，具有显著效果的子宫健康法。根据自己的日常生活状况，选择可以进行排毒计划的时间和地点，配合你的生理周期，坚持认真做一个月，说不定到了下个月，一直困扰着你的生理痛和月经不调就不知不觉地消失了。通过适当的子宫排毒手法，你的生理期会变得越来越正常。

马上开始对你的
子宫进行排毒吧

从今天开始的子宫排毒！

如果至今为止，你都没有关注过子宫的健康状态，多半你的子宫内已经积聚了大量的废物和"毒素"，应该采用各种手段，尽快将这些有害物质排出体外。通过管理和防护来阻止有害物质进入体内是非常重要的，但在此之前更重要的，是将长时间积聚下来的废物和"毒素"尽快从身体里赶出去。

在对子宫有害的多种多样的"毒素"之中，最具代表性的，也是导致各种子宫疾病的根本原因之一，就是不良的日常生活习惯导致的体寒体虚，以及因老废物质滞留体内造成的气血循环不畅。当子宫健康状态不佳的时候，前往医院查找病因，通过药物或其他治疗手法对子宫进行排毒是最立竿见影的方法。但即使在如今这个年代，社会上对那些因妇科问题前往医院的年轻女性依然存在误解，直接导致许多年轻女性即使觉得身体不适，也无法鼓起勇气去医院的妇科进行治疗。

然而，如果你继续对自己的健康状况采取放任的态度，那么子宫健康问题会从月经不调等症状开始，说不定哪一天就会恶化到不孕症，甚至不得不进行手术的地步。为了不让影响子宫健康的小问题恶化成更严重的疾病，从今天开始，大家不妨来做一些简单却效果显著的子宫排毒瑜伽和按摩吧。

能对女性身心起到排毒效果的子宫排毒 "瑜伽"

无须在这里长篇大论，我想大家也应该都了解瑜伽对女性来说是多么好的运动。瑜伽能够促进人体的新陈代谢，许多瑜伽体式会使用到在日常生活中不太用到的肌肉，有助于缓解全身紧张和局部的肌肉僵硬，防止脊柱和骨盆的变形，还能矫正大家在生活中的一些不良体态。瑜伽对锻炼者没有特别的条件限制，无论男女老少都可以很轻松地开始锻炼，相对其他一些运动来说，并不会过分消耗人体的能量，却能取得较为显著的效果。因此，瑜伽是适合大家随时随地开展的运动。

构成人体的各个器官之间具有有机的联系，所以如果只活动那些存在问题的部位，就难以获得理想的效果。因此，在进行子宫排毒的时候，需要将一些全身运动作为基础，然后再进行一些针对子宫排毒、对子宫健康有帮助的运动。

子宫排毒瑜伽是从各种各样的瑜伽体式中，选择对子宫排毒有显著效果的动作编排而成的。因为女性的身体状态会伴随生理周期发生变化，所以必须依照生理周期，通过不同的体式和方法对身体进行适当的刺激，从而将子宫内的"毒素"排出体外。子宫排毒瑜伽根据女性生理周期变动的激素指数，可以大致分为生理期要做的瑜伽动作以及经前期要做的瑜伽动作。

此外，除了身体，女性的心理也会因为激素受到各种影响。子宫排毒瑜伽通过调节呼吸，能够让女性的身心都达到一个安定的状态，不仅能为子宫排毒，还能缓解心理压力。

促进体内循环并提升排毒效果的"按摩"

子宫排毒的手法是多种多样的，其中按摩可以说是最核心的方法，原因是通过按摩能够直接促进腹部的血液和淋巴液的循环，从而对子宫排毒起到最直接也最迅速的效果。

最近的现代女性都存在缺乏运动的问题，她们往往一日之中长时间地坐着不动，又偏爱穿着非常紧身的裤子或是短得几乎要露出大腿根的迷你裙，这些都是大家非常熟悉的、不利于人体气血循环的不良生活习惯。久而久之，这些不良的生活习惯会对子宫造成许多负面影响，诱发严重的生理痛和月经不调，甚至会导致子宫肌瘤或子宫内膜炎等子宫疾病。和男性相比，女性的腹部肌肉含量较低且骨盆较宽，加上腹部还有子宫、卵巢等重要的器官，从基本条件来看，血液循环就没有男性那么通畅，因此女性朋友们更需要注意调节和管理。

通过按摩，能够将因不良生活习惯而在子宫内堆积的寒气和"毒素"迅速排出，在促进血液循环的同时，能够让原本因"毒素"而僵硬的腹部组织逐渐恢复柔韧和活力，进一步提升腹部的温度，让腹部周围保持温暖的状态。这样一来，便能让子宫和卵巢的机能逐步提升，排出腹部肠内不必要的气体等，减少子宫和卵巢的负担，让这两个器官变得更加强壮。只要充分了解按摩的方法，具备安静和稳定的空间，任何时候都可以一个人独自完成整个排毒过程，这也是按摩的优势之一。

如果将子宫排毒瑜伽和按摩搭配成一套动作，每天需要做一次。当然两种分开做也可以，但是先做排毒瑜伽，可以让身体和心情都变得舒畅，此时接着开始按摩，就能够取得更大的成效。完成整套动作并冲澡之后，最好能在安静的地方让身体和心情逐渐恢复到平静的状态。

在做瑜伽的时候，教练会告知你许多需要注意的事项，其中最重要的一点就是要保持正确的体式。如果瑜伽体式的动作做得不正确，那么就无法起到良好的子宫排毒效果。第二个要点是，应该在身体没有特殊疼痛感的状态下，适当地进行各个体式训练。一般提到瑜伽，大部分人都存在一定的误解，认为体式训练应该理所当然地进行大幅度的拉伸或收缩。其实在做瑜伽的时候，所有动作的强度都以"让心情感到舒畅"的程度为最佳。另外要注意，不要在做动作时利用反作用力或是速度过快。如果方法不正确，反而会打破身体的平衡，严重时会造成肌肉疼痛。强调身心健康的瑜伽训练，最重要的是配合缓慢的呼吸，充分地、平静地舒展人体的各个部位。

在按摩的时候，要用缓慢的速度、轻柔的手法进行。子宫排毒按摩是通过加快体内循环、升高体温，从而使子宫内"毒素"排出体外，并促进气血循环的过程。如果在按摩时过分用力，反而会阻碍循环的正常进行，有可能让淋巴管受到伤害。所以，按摩时应以略微搓揉皮肤表面的强度为宜，让身体感受到轻微的压力即可。如果能在平躺的姿势下进行按摩是最为理想的，不过在安静的场所坐在椅子上进行也没有问题。

　　每天都应该有规律地进行子宫排毒瑜伽锻炼和按摩。可以根据本人有空的时间，选择适宜的场所，确定一个相对固定的时间段，配合 28 日的周期，坚持努力一个月。那么下个月，那些曾经困扰你的生理痛、经前综合征等问题，说不定就会消失得无影无踪，让你度过健康而顺畅的生理期。

生理期

月经开始的第 1 天 ~ 最后 1 天

♀ 排毒瑜伽:
使经血能够顺畅排出体外

以下几个瑜伽体式能够帮助你更顺利地将经血排出体外，并缓解生理痛。如果在平时也能坚持做，更可以预防在生理期可能出现的一些不适症状。

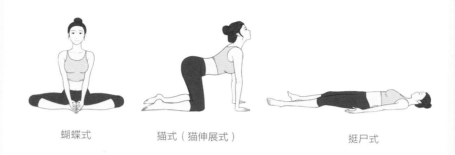

蝴蝶式　　　　　猫式（猫伸展式）　　　　　　挺尸式

♀ 排毒按摩:
帮助排出经血

以下的按摩手法能够起到消除瘀血、帮助排出经血的作用。用手掌按揉整个腹部以及耻骨周围，使腹部的气血循环更为顺畅，让经血更快地排出体外，缓解生理痛。

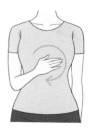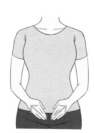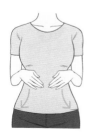

排毒瑜伽：
使经血能够顺
畅排出体外

这些动作可帮助排出经血，并缓和痛经。若平时也规律练习，便能
预防经期不舒服的症状。

体式 1

蝴蝶式

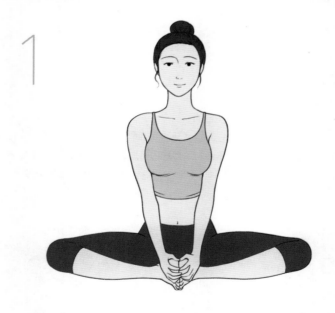

双脚的脚掌合拢，保持腰部伸直的状态，端正地坐在垫子上。
双手分别握住两个脚掌。

这是有利于女性生殖器官健康的代表性瑜伽体式之一。这个姿势能够矫正脊柱和股关节的位置，让这个部位变得柔韧有力，有利于生殖器官的血液循环。此体式的特点是能够充分地打开骨盆，让盆腔内部的血液循环流畅、良好。在生理期如果你感到生理痛，可以通过蝴蝶式在一定程度上缓解疼痛感。

2

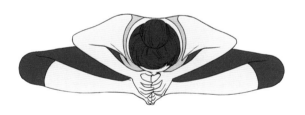

在呼气的同时，保持腰部向两侧伸展的状态，缓缓地向前弯下上半身。此时可以利用手肘轻轻地挤压腿部，给予股关节适当的刺激。保持这个姿势 20~30 秒后，再次吐气并慢慢地起身，回到步骤 1 的姿势。

体式 2

猫式

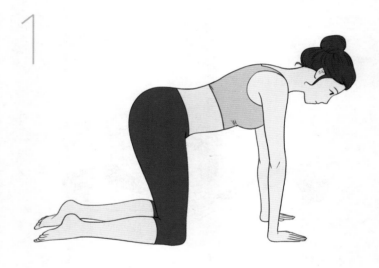

双手双脚呈四脚板凳状，像猫咪一样跪趴在垫子上，双手分开与肩膀同宽，双脚分开与胯部同宽。

脊柱部位汇集了全身重要的神经，如果脊柱的位置不正，就会导致激素分泌异常，从而引起月经不调等症状。通过这个姿势，能够让脊柱变得更加柔韧有力，促进脊柱周边乃至全身的血液循环。这个动作还能加强腹部的力量，摆正子宫的位置，起到调节月经的效果。做这个动作会消除骨盆周围肌肉的紧张感，促进气血循环并帮助经血排出体外，有效缓解生理痛。

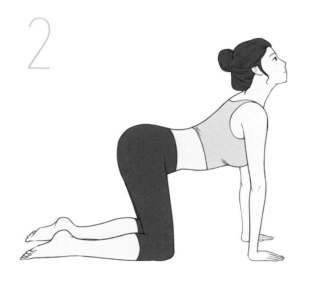

深深地吸气，肩膀放松向下，头部微微抬起向斜上方看，同时用力将腰部向地面方向沉下去。此时从你的腹部开始到胸部、颈部前侧，都应该有拉伸的感觉。

3

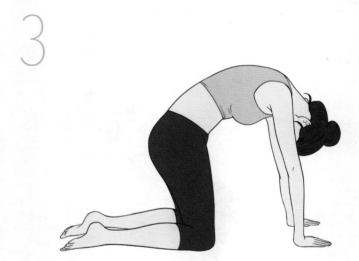

缓缓地吐气，让背部最大限度地向上拱。此时要低下头，将
视线投向肚脐的方向。重复步骤2和步骤3的动作3~5次后，
回到步骤1的姿势。

体式 3

挺尸式

挺尸式是一种呈"完全休息姿态"的体式。通过这种休息方法，能够让你的身心都得到平静，将之前运动的疲劳全部释放出来，使心情恢复到一个稳定的状态。这个动作能够增强之前所做的蝴蝶式和猫式的效果，可以消除体内疲劳。

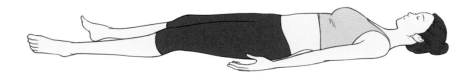

舒展背部平躺在瑜伽垫上，双脚分开至略比骨盆宽，双手向身体两侧舒展地平放在地面上。保持闭着眼睛的状态，卸下全身的力气，将这个放松身体每一块肌肉的状态保持 3~5 分钟，其间缓缓地呼吸。

这组按摩可以活血化瘀，帮助排出经血。利用手掌按摩，释放整个腹部
与耻骨周围的压力，有助于形成良好的气血循环，帮助经血顺利排出，
缓解痛经。

1 对心窝周围、腹部进行按摩

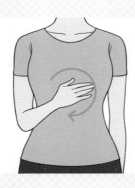
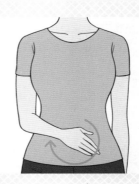

A. 用手掌在心窝周围的位置，按顺时针方向慢慢地旋转按摩 5 次。

B. 在腹部也按照顺时针方向缓缓地旋转按摩 5 次。

2 通过按摩子宫消除紧张

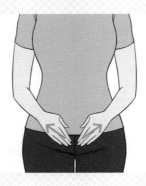

将双手的手掌放置在耻骨附近，令双手的手指根部朝向腹部中央，随后
双手的手掌向着身体外侧的方向轻轻地按摩 5 次。

3 通过按摩整个腹部来提升体温

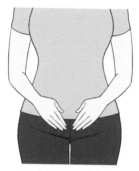

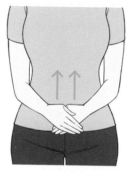

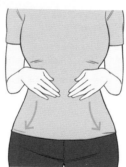

从上向下顺时针:

A. 将双手的手掌朝下，放在腹部耻骨附近。

B. 用鼻子深吸气 5 秒后，缓缓地从口中吐气约 10 秒，在吐气的同时缓缓地按压下腹部。完全吐气之后再次吸气，慢慢地放松力量。

C. 再次用鼻子吸气，同时双手交叉叠放，从耻骨开始，朝着心窝方向向上按摩。然后从口中吐气，从左右肋骨上方开始朝着腰部下方向下按摩。这三个动作为一组，每次做两组。

黄金期

月经结束的第 2 天 ~ 排卵日前 1 天

♀ 排毒瑜伽:
调节激素平衡

以下几个瑜伽体式能够帮助你顺利排卵,促进体内激素分泌的整体平衡。如果激素分泌不平衡,可能会导致身体的某些部位发生歪斜和姿态不正的情况,因此这几个动作的重点在于矫正脊柱和骨盆。平时能坚持做的话,有助于保持端正而良好的体态。

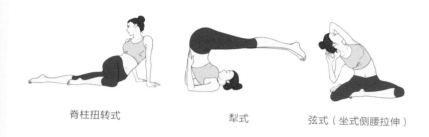

脊柱扭转式　　　　　　　　犁式　　　　　　　弦式(坐式侧腰拉伸)

♀ 排毒按摩:
提升卵巢机能

如果你的排卵是正常的,就代表你的卵巢也是健康的。如果卵巢机能下降,促卵泡激素减少,可能会导致排卵障碍。以下的按摩手法能够使腹部的气血循环更为顺畅,帮助卵巢恢复正常机能。

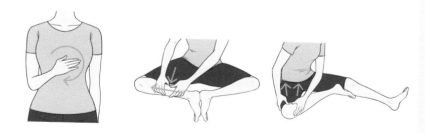

排毒瑜伽：
调节激素平衡

下面这些动作可以改善激素失调，帮助排卵。激素失调与身体结构倾斜有关，因此，这些动作的重点在于矫正脊柱和骨盆。如果平时也能规律地练习，就能帮助矫正扭曲的体态。

体式 1

脊柱扭转式

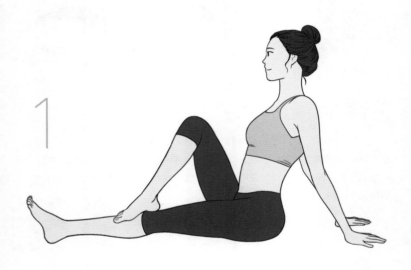

平稳地坐在垫子上，手臂分开与肩同宽，双手的手掌朝下放在地面上。随后抬起右腿并弯曲右侧膝盖，将右脚轻轻地踩在左腿的膝盖上。

只有在激素分泌正常的状态下，女性的身体才会正常地排卵。脊柱部位汇集了全身重要的神经，如果脊柱产生变形，容易导致激素分泌异常的问题。这个脊柱扭转式动作能够让变形、弯曲的脊柱回到正常的状态，促进激素正常分泌，同时矫正与脊柱相连的颈椎和骨盆。

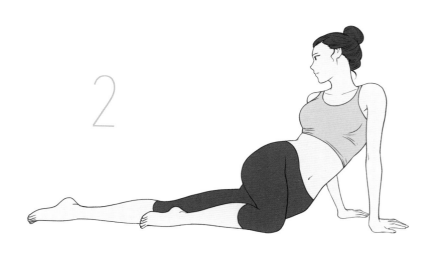

在吐气的同时，慢慢地将右腿越过左腿压向左侧的地面，尽量让膝关节接触地面。此时颈部向右侧转动，将视线投向右侧。保持这个姿势 20~30 秒后，回到步骤 1 的姿势。然后换另一边进行相同的步骤。

犁式

1

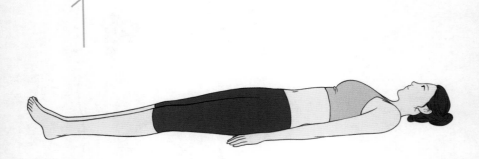

平躺在瑜伽垫上，伸直背部，手臂平放在身体两侧，双手的
手掌朝下接触地面。

为了能够顺利排卵，需要消除下腹部积累的寒气。寒气有向下转移的性质，相反地，火气有向上升的性质。通过犁式锻炼，能够让人体的下腹部处在比头部和心脏更高的位置，这样一来，火气就会朝着下腹部上升，从而起到消除寒气的效果。

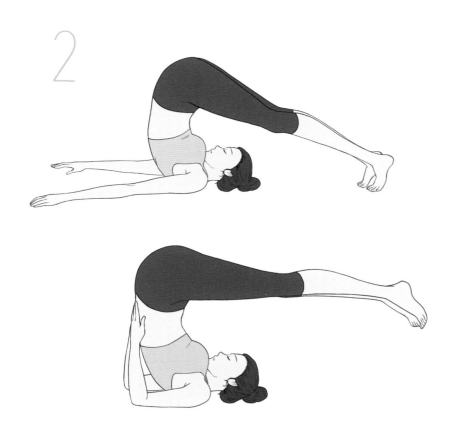

在吐气的同时，慢慢地将双腿朝着头后侧的方向抬起。双手的手掌托住你的腰部或骨盆，肘关节向身体方向收，同时略微收下巴，将视线自然地投向肚脐的方向。保持这个姿势20~30秒后，缓缓地回到步骤1的姿势。

弦式

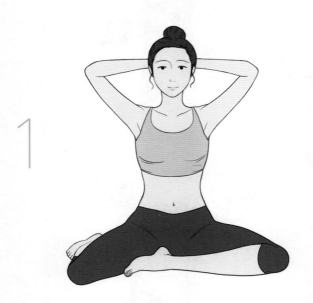

端坐在垫子上，向身后弯曲右腿，平放在垫子上，左腿朝身前弯曲，保证骨盆呈水平状态，尽可能地贴紧垫子。双臂抬起放在脑后，双手十指交叉。

如果骨盆比较僵硬，盆腔内的气血循环就会变得不通畅，容易在体内积聚瘀血。这个动作能够矫正骨盆，使其保持两侧平衡的端正位置，通过对腹部的刺激，将大肠内堆积的老废物质排出体外。这样就能促进盆腔内部的血液循环，同时起到帮助排卵的效果。

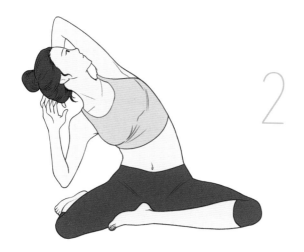

在吐气的同时，将上身向右侧慢慢地倾斜，头部和视线一同转向侧上方。此时要尽量伸直背部并展开腰部，骨盆左侧不要抬起，尽可能向下压到垫子上。保持这个姿势 20~30 秒后，回到步骤 1 的姿势。然后换另一边进行相同的步骤。

如果你的排卵状态正常，代表你的卵巢也是健康的。如果卵巢机能下降，由于促卵泡激素的减少，有可能会导致排卵障碍。以下的按摩手法能够使腹部的气血循环更为顺畅，帮助卵巢恢复正常机能。

1 对心窝周围、腹部进行按摩

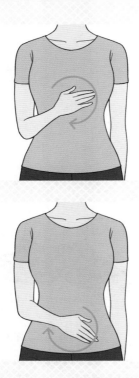

A. 用手掌在心窝周围的位置，按顺时针方向慢慢地按摩 5 次。

B. 在腹部也按照顺时针方向缓缓地按摩 5 次。

2 通过按摩小腿提升卵巢机能

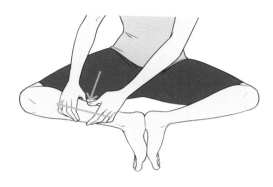

A. 持端坐的姿态，双腿向身体两边分开，双脚的脚掌相对。然后在距离右脚的脚踝大约 4 根手指的地方找到三阴交这个穴位。

B. 按住三阴交保持 10 秒左右的时间。之后从脚踝开始，朝着膝盖的方向，缓缓地移动按摩 5 次小腿。接着换左腿重复以上的步骤。

3 通过按摩大腿来促进气血循环

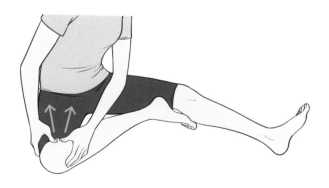

右腿小腿向身体内侧弯曲，保持盘腿的姿势，双手的大拇指相对，将手指按在右腿膝盖骨内侧往上约 4 根手指距离的凹陷处。以略能感到压力的力度按压 5 秒，然后沿着大腿骨向鼠蹊部（腹股沟部）缓缓地移动按摩 5 次大腿。接着换左腿重复以上的步骤。

安定期

月经开始后的第 14 天 ~21 天

♀ 排毒瑜伽:
舒缓身体因变化承受的巨大压力

由于在安定期,女性体内分泌的激素量会发生极大的变化,如果整个身体处在不安定状态下,在一定程度上会阻碍正常的气血循环。以下这些动作能让你的身心恢复安定的状态,有助于激素的稳定分泌和顺畅的气血循环。

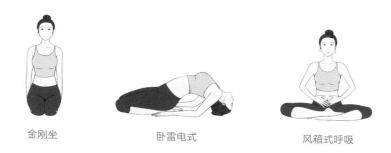

金刚坐　　　　　　　　　卧雷电式　　　　　　　　　风箱式呼吸

♀ 排毒按摩:
提升淋巴机能

在安定期,盆腔内的淋巴液循环流畅的话,能够有效消除下腹部的浮肿,促进全身的气血循环。人的腹部集中了大量起免疫及排出体内老废物质作用的淋巴结。以下按摩手法能够促进腹部的淋巴液循环,保持激素分泌的平衡。

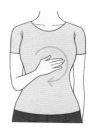 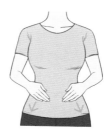 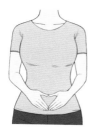

安定期时，激素会出现剧烈的变化，导致整个身体处于不安定、气血循环不良的状态。以下这些动作可以让身心恢复安定，并促进气血循环。

体式 1

金刚坐

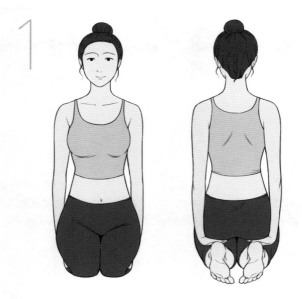

弯曲双膝跪坐在瑜伽垫上，双手的手掌可以放在双脚脚跟的位置。挺直脊柱和背部，略微收下巴，将意识集中在眉心，慢慢地进行腹式呼吸。保持这个体式缓缓地做腹式呼吸 10 次。

激素分泌量一旦发生巨大的变化，就会导致人体的身心失衡。这个体式能够帮助脑脊液顺畅地循环，让全身重新恢复平衡状态，并保持激素分泌的均衡。这个动作还有助于稳定神经系统。

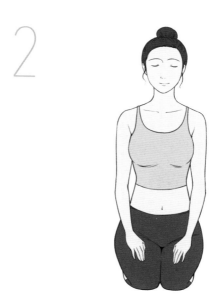

双手平放在大腿上，缓缓地调匀气息，为动作收尾。

卧雷电式

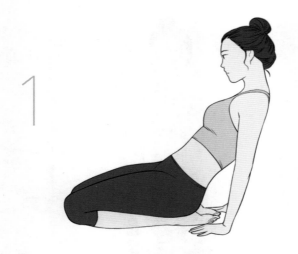

1

双膝向后弯曲，跪坐在瑜伽垫上，张开背部，双手向后放在
双脚两侧的地面上。

这个体式能够消除肩膀和背部的紧张，挤压肋骨，从而促进胸部和肺部的血液循环。它还能起到强化神经系统的功效，促进脑垂体、甲状腺等的内分泌机能。这个动作能够刺激从大腿至骨盆前侧的部位，促进盆腔内的气血循环。

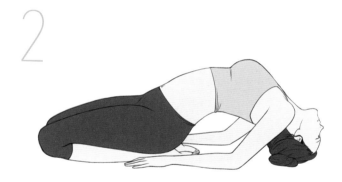

缓缓吐气的同时，弯曲双手的手肘，将上半身慢慢地往地面方向后弯。在吸气的同时，用力向上挺起胸部，头顶接触垫子。

3

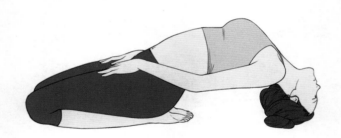

抬起手臂，将双手轻轻地放在大腿上，随后慢慢地呼吸。保
持这个姿势 20~30 秒，然后回到步骤 1 的动作。

风箱式呼吸

运用适当的呼吸方法能够将体内堆积的不良气体排出体外，使你的身体恢复活力。快速进行腹式呼吸的同时，人体的腹部会变得温暖起来，促进肠部的运动，有助于消除便秘和胀气等问题。

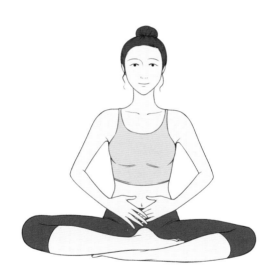

挺直背部，使脊柱垂直于地面，身体呈莲花或半莲花式坐在瑜伽垫上，双手放在下腹部。用鼻子用力吸气，直至感受到下腹部鼓起来；稍作暂停之后，再缓缓地用鼻子用力向外呼气，同时轻轻地按压下腹部。在缓慢的 5 次呼吸之后，开始加快呼吸的速度。以 1 秒内呼吸一次的速度快速呼吸，10 次为一组，反复做 3 组。

排毒按摩:
提升淋巴机能

为了促进安定期盆腔内淋巴液的循环，要做的是减少下腹部浮肿、促进循环的按摩。腹部有最多的淋巴结（其功能是排出老废物质与免疫），但淋巴循环较差，腹部按摩动作能促进淋巴循环，使激素顺畅分泌。

1 对心窝周围、腹部进行按摩

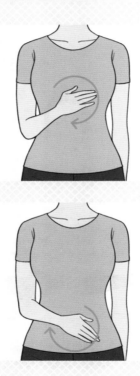

A. 用手掌在心窝周围的位置，按顺时针方向慢慢地旋转按摩 5 次。
B. 在腹部也按照顺时针方向缓缓地旋转按摩 5 次。

2 通过按摩腹部淋巴促进淋巴循环

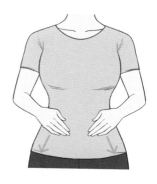

A. 将手掌放在侧腰，从腹股沟处向下推挤移动按摩，做 5 次。
B. 每做完 5 次，配合一次呼吸，为 1 组。总共做 2 组。

3 通过按摩下腹部来消除浮肿

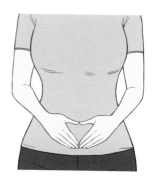

将双手的手掌放在下腹部，大拇指和食指分开呈三角形状。在用鼻子吸气的同时，缓缓地按摩下腹部，随后用嘴巴慢慢地向外吐气，同时放松。一共做 10 次。

经前期

月经开始后的第 21 天 ~28 天

♀ 排毒瑜伽：
帮助缓解经前综合征

在生理期即将到来时，人体的疲劳感会逐渐增强，情绪也会变得不稳定。此时不仅会感到肌肉酸痛，还很容易出现因血液循环不畅导致的浮肿。以下这些体式能够刺激全身的肌肉，促进人体血液循环，帮助恢复身心的稳定和平静，还能够舒展骨盆肌肉，帮助经血顺畅地排出体外。

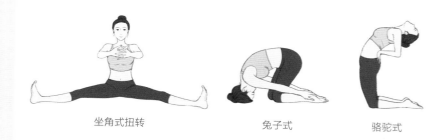

坐角式扭转　　　　　　兔子式　　　　　　骆驼式

♀ 排毒按摩：
预防便秘

当生理期接近的时候，人体的消化机能会受到影响，由于消化和排泄机能的下降，导致肠内积聚大量的气体。通过以下的按摩手法，能够促进腹部的血液循环，帮助消化器官运动，预防生理期前容易出现的消化不良和便秘等问题。

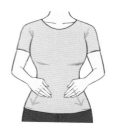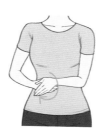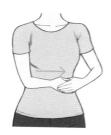

生理期将至，女性会出现身体极度疲劳、情绪不稳、肌肉疼痛的症状，也容易因血液循环不良而出现浮肿。以下动作既能刺激全身肌肉，促进血液循环并安抚情绪，又能舒缓紧绷的骨盆肌肉，帮助经血顺利排出。

体式 1

坐角式扭转

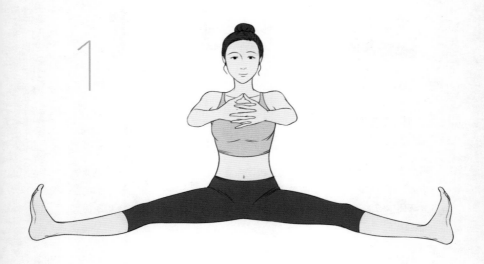

挺直背部端坐在瑜伽垫上，双腿尽量向两侧打开，脚尖朝上竖起脚掌。手臂向前伸展，双手的十指交叉相握。

这个体式能够刺激到骨盆和大腿内侧部位，有助于矫正骨盆，安定神经系统，还能促进位于盆腔内的生殖器官的血液循环，消除腰部的疲劳感，对缓解生理期前经常出现的腰痛非常有效。

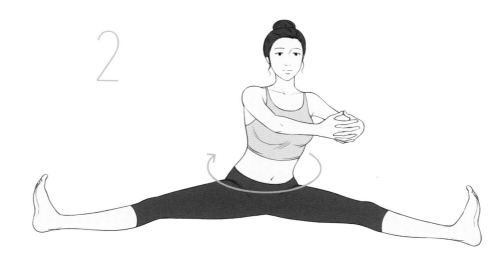

在慢慢吐气的同时，双臂模仿推石磨的动作画圆，利用腰部的力量柔和地转动骨盆。注意，在做这个动作的时候要尽量轻柔。平静地呼吸 5 次以后，换一个方向再重复做 5 次。

兔子式

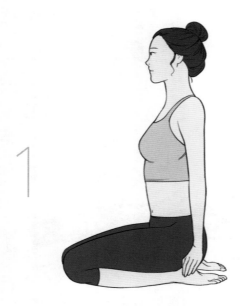

1

双膝向后弯曲，跪坐在瑜伽垫上，保持挺直背部的姿势，双手向后分别抓住双脚的脚后跟。

在经前期，女性经常会感到头很沉重，全身的疲劳感也非常强烈。此时做兔子式的话，能够通过刺激头顶部位，消除头部的不适感，同时能够放松颈部、肩部直至尾骨，放松僵直的脊柱，起到消除全身疲劳的作用。

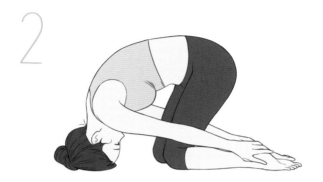

深深地吸气后吐气，同时保持双手抓住脚后跟的姿势，慢慢地抬起臀部，让头顶碰到瑜伽垫，使整个身体呈拱形。保持这个姿势 20~30 秒，同时进行腹式呼吸。

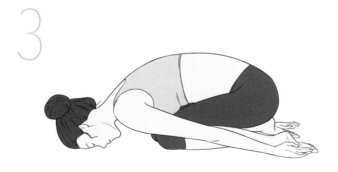

在吐气的同时，缓缓地让臀部坐到双脚的脚后跟上，将额头靠在瑜伽垫上，调整好呼吸。

骆驼式

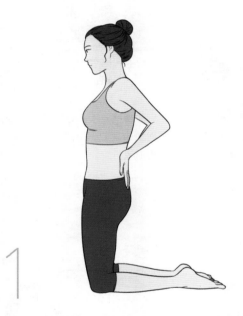

1

双膝分开与胯骨同宽,跪在瑜伽垫上,保持挺直背部的姿势,
双手向后支撑骨盆后侧。

颈部和肩部是人体最容易积累疲劳的部位。这个体式能够舒展经常弯曲的背部和肩部，起到消除上半身疲劳感、释放压力的作用，通过对骨盆前侧强烈的刺激，还能够进一步促进生殖器官的气血循环。

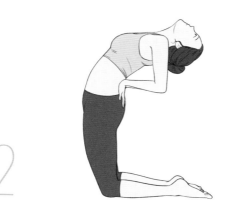

在慢慢吐气的同时，向前方推骨盆，上半身缓缓地向后弯曲。臀部肌肉和括约肌用力，保持这个姿势 20~30 秒，同时舒缓地呼吸。

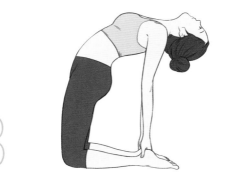

将双手的手掌从骨盆后方抽出，下垂并抓住双脚的脚后跟。保持这个姿势 20~30 秒之后，收下巴，双手同时收回，慢慢地回到步骤 1 的姿势。

排毒按摩:
预防便秘

生理期即将来临时，因为消化、排泄机能变弱，女性会出现腹部变鼓、肠道胀气的现象。以下这些按摩能促进腹部血液循环及消化器官运动，对生理期前的便秘或消化器官的不适症状有改善效果。

1 通过按摩腹部淋巴促进淋巴循环

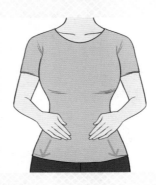

A. 将手掌放在腰部两侧，从腹股沟处向下推挤移动按摩。做 5 次。

B. 每做 5 次，配合一次呼吸，为 1 组。总共做 2 组。

2 通过按摩肠道排出内部气体

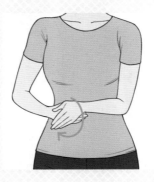

将右手的手掌放在右侧腰上，然后将左手覆盖在右手上，以略能感到压力的力度慢慢地向下按揉，沿着顺时针方向进行按摩。在按摩 10 次以后，换到左侧，重复以上动作 10 次。

3 通过按摩腰腹部预防便秘

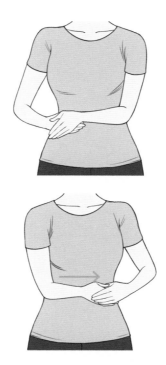

A. 将右手的手掌放在右侧腰上，然后将左手覆盖在右手上。

B. 左手抓住右手后，沿着从右到左的方向慢慢地推动，力度以略能感到压力为宜。然后以同样的方式，沿着由左到右的方向推动。左右两个方向的按摩为1组，一共做3组。

第 **5** 章

适合自身体质的
子宫排毒生活

如果想让你的子宫一直完美而彻底地进行排毒，只需记住以下三
个要点即可。第一，保持身体温暖。女性身体的下腹一旦积聚了
寒气，就会导致生理痛或月经不调等问题，这是大家首先需要关
注的要点。第二，矫正不良的身体姿态。骨盆、脊柱、颞下颌关
节等部位的歪斜和畸形会对子宫健康产生不良影响，并妨碍全身
的血液循环。第三，尽可能地少吃一些口味很重的、油腻的以及
寒凉的食物。只要大家坚持记住以上三个要点，就能守护自身子
宫的健康。

驱散体内寒气的温热疗法

自古以来就有女性的身体要保持温暖的说法

我们常会听到一些年龄较大的人说，女性不能坐在寒冷的地方。如果子宫的温度变低，子宫和卵巢等与生殖有关的器官就会变得寒冷，生殖器官内的寒气会诱发各种子宫疾病。

人体中的某些部位要是感到寒冷，全身的血液循环就会变得不通畅，这很有可能预示着这个部位存在一些问题或是疾病。如果我们用体温计对身上感到疼痛或是有病的部位进行体温测量，就会发现这些部位的温度比整体的体温要略低一些。

温热疗法有助于保持子宫周围部位的温暖，促进气血循环，对于将子宫内的老废物质和"毒素"排出体外，是非常有效的方法。子宫、卵巢等生殖器官周边的血液或是淋巴循环变差的话，就很容易导致便秘、腹部赘肉堆积、下肢浮肿等问题，通过温热疗法也能改善此类问题和症状。

温热疗法大致可以分为两大类。一类是通过对腹部进行艾灸或半身浴等直接温暖下腹部，另一类是通过足浴来促进全身循环、温暖全身。半身浴其实也能起到温暖全身的效果，但缺点是做起来比较麻烦，大家选择适合自己，并容易坚持实施的方法就可以了。

韩医院也会使用的温热疗法——艾灸

要想让你的身体变得温暖起来，艾灸可谓是最佳的调理方法。和男性相比，女性体内的阴气和湿寒较重，很容易因为气血循环不通畅导致寒气淤积，从而诱发各种疾病。所以能够增加体内阳气、促进气血循环、排出体内寒气的艾灸，在预防和治疗各种女性疾病方面，具有非常显著的效果。尤其是平时下腹部就积聚有寒气、气血循环不畅的女性，更能取得极佳的疗效。

利用艾草的温热属性，通过熏灸的方法刺激身体上特定的部位，能够将热量传递到体内，可以化散瘀血，改善体内循环。事实上，科学研究证实，通过艾灸，能够提高白细胞、红细胞、血小板的数值，有助于增强身体的免疫力，并有一定的杀菌与镇痛效果。

在肚脐上进行艾灸，对手脚和下腹部的寒证有特别明显的去除效果，还能帮助分解内脏脂肪，提高消化能力，改善腹部肥胖的问题。此外，艾灸在改善血液循环状况的同时，能让皮肤变得更加光滑，还有淡化雀斑的功效。由于能够强烈地刺激身体，使体内"毒素"和老废物质迅速排出体外，所以在解决与子宫相关的一些寒证、瘀血、血块等问题时，艾灸也是非常有效的。

近年来，我们能够在药房或网上购买到进行艾灸的工具，如果比较介意熏灸时的烟，可以选择不冒烟的艾条或艾绒，所以每个人都能在家简单地施行艾灸疗法。在家中进行艾灸，可以每天在适当的时间段进行 1~2 次，每次艾灸的时间控制在 30~40 分钟。需要注意的是，艾灸具有一定的止血效果，因此需要避开生理期。

材料

艾灸专用容器、艾条或者艾绒、打火机或火柴、木质筷子、纸巾等。

方法

① 将艾条上部点燃以后，放入艾灸专用容器中，并盖上盖子。

② 将容器放在肚脐上方。

③ 如果渐渐觉得烫得无法忍受，可以在容器和皮肤之间放入纸巾或手帕。

④ 全部的艾条燃烧完毕后，等艾绒灰烬的余温散尽再取下来。

为了使艾灸的效果最大化，至少要熏灸 30 分钟。

⑤ 在艾灸完成 1~2 小时以后，可以快速地冲个澡。

操作简便的"红豆热敷袋"

如果觉得艾灸操作起来比较复杂，可以尝试一下红豆热敷疗法。红豆有助于去除瘀血和浮肿，还有一定的消炎效果。在家中通过非常简单的方法就能自制红豆袋。

材料：

红豆 500 克、棉布袋。

方法：

1. 将 500 克红豆装入棉布袋内。

2. 把装有红豆的棉布袋放在微波炉内，加热 3~4 分钟。

3. 采取舒适放松的姿势躺下，将加热后的红豆棉布袋放在下腹部上。红豆棉布袋变凉后，可以重复加热后继续使用。

对子宫健康和治疗肛门疾病都有利的坐浴

坐浴是一种将腰部以下全部浸在热水中的温热疗法。韩医将肚脐下方包含肾脏、大肠、小肠以及膀胱以上的部位，称为下焦。坐浴是能让下焦部位变得温暖起来的有效方法。在坐浴的过程中，子宫等生殖器官以及下腹部、肛门等部位都会浸泡在温暖的热水中，对缓解妇科疾病、下腹部寒气积聚问题，以及痔疮等肛门疾病等，都具有良好的效果。

如果你的体内寒气较重，那么可以在坐浴用的热水中放入一些能让身体变得温暖的中药材，这样会增加坐浴的功效。可以在坐浴时使用的药材有药艾、蒲公英、益母草等，对于月经不调、生理痛等问题，以及手足寒冷等，都有显著的调养效果。

在坐浴时用到的药物，比起全部直接浸在热水中，取用适当的分量煮开后，经过稀释再使用的效果更好。这样比较容易调整温度，药用成分在坐浴过程中也能发挥更强的作用。坐浴时下半身要尽量全部浸没在热水中，差不多浸到肚脐中间的位置。如果每天能坚持坐浴 10 分钟，可获得非常理想的效果。需要注意的是，坐浴之后身上残留的水分和湿气会对身体产生不良影响，请尽可能完全擦干身体后再穿衣。在生理期和怀孕期间不能进行坐浴，不过坐浴对产后恢复有帮助，可以在产后坚持进行。

材料

· 药艾

药艾能让女性的身体变得温暖起来，有助于促进血液循环，排出体内的寒气，是治疗生理痛和月经不调时常用的药材。

· 陈皮

韩医将经过特殊处理并晒干后的柑橘皮，即陈皮，作为一种药材使用。陈皮能加固血管壁，促进血液循环，是治疗妇科疾病比较常见的药材。但是我们平时吃的橘子皮内含有农药成分，不能直接拿来晒干使用，请前往医院、药房购买陈皮。

· 蒲公英

将蒲公英整体晒干之后使用，有止血的效果，因此经常用于治疗各种子宫疾病。此外蒲公英还具有一定的杀菌效果，可以通过在坐浴中使用，辅助治疗白带过多、阴部炎症、膀胱炎等问题。

· 益母草

益母草能够让身体变得温暖，消除体内的瘀血并促进气血循环，是自古以来常用于解决不孕不育以及生理痛等问题的药材。在治疗妇科疾病方面，是一种"万能"药材。

方法

① 准备一个洗净的澡盆（或使用浴缸）。

② 将水烧开后，等待其冷却至适合的温度（如使用浴缸可直接调节至合适水温）。

③ 将下半身浸入温暖的热水中进行坐浴，时长 10 分钟左右。坐浴过程中可不断加入热水。

对排出体内老废物质有奇效的坐熏

坐熏指的是"坐着进行熏蒸"，通过中药药液的熏蒸，让药液的蒸汽直接对子宫等生殖器官及下腹部产生作用，是有效促进气血循环的治疗方法。坐熏能够促进子宫内老废物质的排出，对治疗肛门疾病也有相当大的帮助。

材料：

澡盆（或药熏专用器具）、药材（药艾、蒲公英、益母草等）。

方法：

1. 将药材放在水中煮开。

2. 在干净且已经消过毒的澡盆中倒入泡有药材的热水。

3. 坐在澡盆上方，但不要碰到澡盆，让蒸汽能够直接接触到下半身。

4. 如果水慢慢冷却，就重新加入热水后继续熏蒸，持续 30 分钟左右。

让脚变得温暖并促进血液循环的足浴

　　头寒足热，即"头部要时常保持凉爽，双脚要时常保持温暖"的意思。韩医里非常重视的健康生活要领之一，就是人体的头部须保持凉爽，足部须保持温暖。然而现代人因为缺乏规律的生活习惯以及生活压力较大，热气经常积聚在头部，容易导致头热足寒的相反状态。足浴能够让双脚恢复到温暖的状态，促进全身的气血循环，让人体恢复到正常的头寒足热状态。足浴的优点是只要有脚盆和热水，就可以很方便地在家中进行。

　　这里我们所说的足浴，和普通的用热水泡脚在方法和效果方面都有一定的差别。普通的用热水泡脚只需将热水浸到脚踝下方，而这里的足浴需要让热水浸没脚踝上方 15 厘米左右的三阴交穴位。三阴交也被称作"女性的穴位"，对促进女性健康和生育具有非常重要的意义。所以在进行足浴时，务必要让热水浸没到三阴交位置。当然，普通的泡脚也能在一定程度上起到去除疲劳的作用。

　　我们可以在脚盆中放入 40 摄氏度左右的热水，如果在足浴过程中水慢慢变冷，可以不断加入热水以保持水温，每一次足浴需要进行 20 分钟左右。需要注意的是，即使你没有出汗，足浴时间也不能超过 20 分钟。在完成足浴之后，要用毛巾擦干水分和汗水，注意不要让身体受寒。足浴不仅对缓解子宫疾病有效，对消除疲劳、解除压力等也有相当的功效，对改善失眠更是有特别显著的效果。

方法

① 进行足浴前，上半身最好穿上不妨碍热量发散的轻薄衣服，下半身尽量穿半裤。

② 舒适地坐在椅子上，把脚放入脚盆，让 40 摄氏度左右的热水浸没到脚踝上方靠近三阴交的位置。

③ 在热水中泡 20 分钟左右，额头差不多会出现一些汗水。每 5 分钟可以稍稍加入一点热水来保持水温。如果这时觉得有点头晕，就停止足浴。

④ 在做完足浴以后，需要补充水分和维生素，可以饮用柿子叶茶或果汁，并充分地休息。

矫正歪曲的不良体态

只有骨骼端正，子宫才会健康

当我对那些前来医院诊治不孕等子宫疾病的患者说，她们需要赶紧矫正歪曲、畸形的体态时，大部分人都表现得十分疑惑。她们心中多半在想：子宫和体态之间有什么关系？

然而，强壮的骨骼是健康的基础，就像建筑物的梁柱一样。如果骨骼没有笔直地支撑起身体的各个部位，就谈不上身体健康。尤其是脊柱，集中了全身重要的神经。一旦脊柱脱离了正常的位置，就会妨碍脑神经、血液循环，而脑循环出现问题，则会导致与月经和生育等相关的中枢神经、下丘脑、脑垂体发生循环异常，最终导致生殖激素分泌异常的情况。

而骨盆，是包容了女性生殖器官及其他重要脏器的骨骼，骨盆一旦出现畸形，子宫和卵巢便会偏离正常的位置，导致这两个生殖器官的机能低下，最终诱发月经不调、生理痛、白带增多、不孕等妇科问题。

颞下颌关节也是非常重要的。颞下颌关节一旦出现问题，会对整个脊柱产生不良影响，诱发子宫疾病或是不孕等问题。此外，颞下颌关节是通往大脑血管的必经之路。要想保证大脑健康，就必须给大脑提供充足的养分和氧气。一旦颞下颌关节发生紊乱，就会挤压通往大脑的血管，导致养分和氧气无法充分抵达大脑。这样一来便会打乱人体代谢规律，影响激素分泌，从而导致月经不调等各种子宫疾病的发生。

骨骼发生歪曲或畸形的最大原因，在于缺乏适当的活动，以及长时间保持错误的姿势和体态。每天长时间坐在书桌前学习的学生，还有在职场拼搏的职员，都需要格外注意自己的姿势。跷着二郎腿或动不动就盘腿的坐姿，以及错误的步行姿势等，都容易导致骨骼发生歪曲和畸形的问题。为了让已经脱离正常姿态的骨骼恢复正常，需要适当的运动和正确的生活习惯，帮助我们的骨骼恢复端正的状态。

近来，通过矫正骨盆位置来保持脊柱健康及减轻体重的治疗方法相当流行，可见骨盆对我们的身体来说，是极为重要的部位。骨盆就如磐石一般，连接着支撑整个身体的脊柱，盆腔内则包含了子宫和卵巢等生殖器官，骨盆对这些重要器官也起着保护作用。因此，如果骨盆脱离了正常的位置，发生歪曲、畸形等，对骨盆上方的脊柱和颈椎，以及骨盆下方的膝盖和脚踝都会产生不良影响。除了导致腰痛和膝关节疼痛，还会造成因血液循环不畅产生的消化不良、便秘等各种问题。骨盆的歪曲和畸形会导致淋巴液和血液的循环障碍，臀部和大腿内侧容易长出赘肉，造成下半身肥胖。此外，如果骨盆无法稳固地包容盆腔内的器官，就会造成脏器偏离正常位置，很容易导致下腹部严重凸出的体形。这样一来，子宫和卵巢也会因为偏离正常位置，诱发各种疾病。

因此，骨盆变形是造成月经不调的最常见的原因之一。当骨盆歪曲、变形的时候，就会挤压通向子宫的神经，对新陈代谢和激素分泌产生不良影响，导致子宫的正常机能下降，并阻碍生理期经血的形成和排出，从而导致生理痛的产生。骨盆的变形，除了部分患者是先天遗传造成的，大多数患者都是日常生活中的不良体态导致的。

在日常生活中保持端正的体态，让骨骼保持端正的习惯是非常重要的。跷二郎腿，将体重偏向一边站立，以及用一侧手臂托下巴等动作，会养成体重由一侧身体支撑的不良习惯，容易导致骨盆变形。即使通过拉伸和运动来矫正骨盆位置，如果在生活中没有改掉不良姿势，骨盆也会再次发生变形。所以，注意在平时保持正确、端正的姿态是极为重要的。不要保持同一个姿势1小时以上，如果实在没有办法，需要长时间维持一个姿势的话，最好能够时不时通过一些简单拉伸和舒展动作来调整姿态。

必须矫正歪曲变形的骨盆

如果你的骨盆有歪曲、变形的情况，也没必要太过惊讶。几乎没有人的骨盆是左右完全平衡的，就像几乎没有人的左右脸是完全对称的一样。每个人的身体在左右对称方面都存在一定的差异。这样的差异可能会导致身体感到不适，也有可能不会对身体产生大的影响。

骨盆变形并不是说你的骨盆骨骼产生了异样。如果不是在某些特殊的情况下，基本上所有人的骨骼形态都是相似的。这里指的骨盆歪曲和变形，主要是由于连接骨骼的肌肉和韧带单侧过于发达或是过于萎缩，导致了整个骨盆的不平衡状态。因此，要想让歪曲变形的骨盆恢复正常，就必须让骨盆周围的肌肉和韧带恢复到变形之前的样子。通过运动，可以让无力拉伸的肌肉和韧带恢复弹力；通过伸展运动，可以让紧张和变短的肌肉以及韧带重新恢复柔软。

骨盆状态自我检查诊断表

- ☐ 在站直的情况下，臀部左右的高度不一致。
- ☐ 只有一侧的鞋后跟磨损得特别快，且两侧后跟磨损的形状不一致。
- ☐ 在躺平的状态下伸直双腿，双腿的长度差距比较大。
- ☐ 有特别严重的生理痛，白带也比较多。
- ☐ 内衣的肩带有一侧总是很容易滑落下来。
- ☐ 一侧肩膀的僵硬问题格外严重。
- ☐ 走路的时候经常会出现内八字或是外八字的姿势。
- ☐ 平时经常穿高跟鞋。
- ☐ 坐着的时候很喜欢交叉双腿或跷二郎腿。
- ☐ 喜欢驼着背或者微微弯着腰坐。
- ☐ 常常用一侧腿支撑体重站着。
- ☐ 穿着裙子的时候裙子常会向一边偏。
- ☐ 合拢双腿坐下以后，膝关节会自然地朝两边分开。
- ☐ 总是把背包背在一侧的肩膀上。
- ☐ 如果长时间站立，会比一般人更快地感到疲劳。
- ☐ 比起平躺的姿势，更喜欢侧躺或是趴着睡。
- ☐ 床垫和被褥特别柔软。
- ☐ 两边眉毛的高度差距特别大。
- ☐ 从侧面看，下腹部显得尤为凸出。

* 如果符合 7 条以上的话，你的骨盆和骨骼关节可能就有些问题。这些骨骼问题会导致月经不调和生理痛等症状，平时需要多花工夫在保持端正姿势和矫正骨盆位置上，注意保持骨盆的健康。

有交叉双腿或跷二郎腿的坏习惯

导致骨盆歪曲变形的最常见原因之一，就是喜欢交叉双腿或是跷二郎腿。双腿交叉时，位于下方的腿会集中承受来自全身的重量，导致脊柱歪斜，一侧骨盆位置偏下。由于大部分人通常喜欢朝着一个方向交叉双腿，因此很容易导致骨盆变形以及脊柱侧弯的毛病。严重的情况下甚至可能导致骨盆凸出、腰椎间盘突出等疾病，对这些患者来说，矫正骨盆是刻不容缓的。

矫正动作 **牛面式**

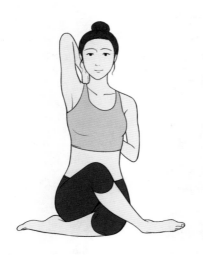

1. 端坐在瑜伽垫上，伸直背部，双腿上下交错重叠。此时可以先像盘腿一样弯曲左腿在身前，右腿重叠地放在左腿上方。

2. 右手臂向上伸直后，朝着背后的方向后弯；左手臂向下伸直
后，同样朝向背后弯曲，双手慢慢靠近后相握。

3. 保持这个姿势 20~30 秒，同时进行腹式呼吸。然后松开双手，
换一个方向进行以上的动作。

要领：如果双手在背后很难相握，可以利用毛巾或瑜伽带。

- -

　　因日常生活中经常交叉腿等不良坐姿导致的骨盆变形，可以通
过上述"牛面式"进行矫正。骨盆会向经常承受压力的一侧倾斜，
因此在做牛面式矫正体态的时候，可以让不经常抬起的一侧腿和经
常抬起的一侧腿以 2 比 1 的比例来做。需要注意的是，如果通过牛面
式在一定程度上恢复了骨盆两侧的平衡，接下来就要保证两侧得到
相同的拉伸，以免再次出现不平衡的状态。

骨盆的左右两侧不平衡

　　几乎没有人身体的左右两侧是完全对称平衡的。无论是双眼或
双耳的位置，左右肩部的高度，还是左右侧胸部的高度和大小，骨
盆左右的高度，手臂的长短等，都存在一定的差异。在这些情况下，
脊柱和骨盆也常会产生向一侧倾斜或变形等问题。没必要去深究究
竟是骨盆变形导致了脊柱倾斜，还是脊柱倾斜导致了骨盆错位，因
为脊柱本身和骨盆是相连接的，其中一方如果发生歪斜和变形问题，
自然会影响到另一方的位置。

　　一些能够调节全身平衡的瑜伽动作当然也十分有效，不过如果

能坚持做有助于矫正骨盆两侧不平衡的"蝴蝶式变体"动作，便能在一定程度上使脊柱恢复端正，让你的身体找回平衡。这个体式对那些本身不存在骨盆变形的女性来说，也具有相当好的效果，推荐大家在日常生活中经常练习，可以起到舒展骨盆的功效，进一步促进生理期的经血排出，也能够在很大程度上缓解生理痛。

矫正动作 蝴蝶式变体

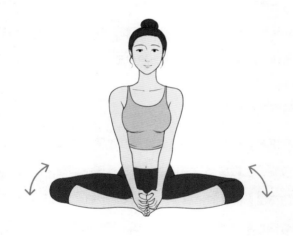

1. 端坐在瑜伽垫上，伸直背部，双腿分开，双脚的脚掌相对。双手分别抓住双脚的脚掌。
2. 保持这个姿势稳定后，双腿的膝盖慢慢地上下摆动。注意摆动的速度不要太快。
要领：坐着的时候要伸直背部和腰部，身体不要前倾。

骨盆的左右高度有差异

当你端正地站在镜子前，将双手分别放在左右两侧凸出的骨盆上时，你可能会发现骨盆两边的高度不一致。骨盆除了可能因不良体态前后倾斜，也会因为左右不平衡，导致两侧的高度产生差异。骨盆向上连接着脊柱和颈部，向下连接着双腿，因此如果骨盆左右高度不一致，整个身体就很容易失去左右平衡。在这种情况下，为了恢复全身的正常姿态，我们先要矫正作为身体核心的骨盆，使其左右的高度保持一致。

矫正动作 环抱膝盖抬起上身

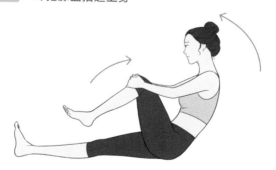

1. 首先笔直地平躺在瑜伽垫上，保持用鼻子呼吸。一侧腿伸直，另一侧腿弯曲至胸前，双手环抱膝盖，然后慢慢地抬起上半身，靠近抬起的那一侧腿的膝盖。
2. 骨盆侧倾的一侧做 10 次，另一侧做 5 次。
要领：抬起上半身时动作不要太快，要配合呼吸缓慢地进行，这样才会获得更加显著的效果。

通过将向下倾斜一侧的骨盆抬起的动作，慢慢地恢复骨盆左右两边的平衡。但如果只针对歪斜一侧来做，反而会导致骨盆向另一侧倾斜，因此左右两边都要适当进行。在做这个矫正体式的时候，可以让发生倾斜的一侧和正常的一侧以 2 比 1 的比例来做。

通过矫正颞下颌关节，挽救人体的总司令部——大脑

"你之所以会患上不孕症，是因为颞下颌关节紊乱综合征。"当我对患者说出以上诊断结果的时候，许多人都会摇摇头表示难以理解。但是，因颞下颌关节问题导致不孕，确实是有可能的。对人体来说，最重要的地方就是"大脑"。大脑指挥并控制了人体的一切行动。如果大脑健康，我们身体各个部位的细胞就都能够发挥自身的机能，让身体正常运作。

要想让大脑保持健康，最重要的就是通过血液，将充足的营养成分和氧气输送到大脑。然而不良的生活习惯和歪斜的体态会造成肌肉一侧特别僵硬，就会挤压到进入脑部的血管，妨碍血液的正常流通。此时颞下颌关节发挥了至关重要的作用。一旦这个关节出现问题，进入脑部的血液循环就会变得不正常，大脑也无法获得充足的营养和氧气。这样一来，掌控生理期和怀孕机能的中枢神经、下丘脑、脑垂体的循环机能就会下降，从而诱发各种各样的妇科疾病。

实际上，一部分不孕患者在经过颞下颌关节矫正按摩治疗后，就能在一定程度上提高受孕的可能性。

造成颞下颌关节紊乱的原因是多种多样的。如果平时的生活习惯不好或姿势不端正，使脊柱和颈椎偏离正常位置，就会使连接的颞下颌关节变得歪斜。吃东西的时候习惯偏向一侧咀嚼，精神上承受巨大压力，单侧的牙齿缺损等，都会导致一侧肌肉的过度使用和紧张，对颞下颌关节造成压力，导致不平衡。

颞下颌关节存在问题时，最初会出现疲劳、紧张、浑身无力等症状，接着有可能因为连接耳朵和脑部的神经以及血管受到压迫，出现听力下降、晕眩等症状。也有可能引起月经不调、生理痛，严重的情况下可能会发展成不孕。一旦出现颞下颌关节障碍，就需要及时矫正，恢复激素分泌和生理代谢节奏，重新找回大脑的活力。

不良生活习惯导致颞下颌关节不适

提到颞下颌关节障碍，不少人会误认为这是老年人的常见疾病。其实患有颞下颌关节紊乱综合征的患者中，半数以上都是 20 多岁的年轻人，现代人中每 4 人就有 1 人可能患有这种疾病，所以颞下颌关节紊乱综合征其实是一种常见病。女性患上这种疾病的概率要比男性高出 3 倍以上。

导致颞下颌关节障碍的原因，和脊柱、骨盆变形的主要原因一样，基本上都是不良生活习惯。常保持一侧手臂支撑下巴的姿势、喜好朝向一边侧卧的睡姿、喜欢吃坚硬食物、爱咬手指甲、偏爱用一侧的牙齿咀嚼食物，以及压力大等原因，都会诱发颞下颌关节紊乱综合征。大家一定要注意，不良的生活习惯不仅会导致脊柱和骨盆变形，还会让连接头部和颈部的颞下颌关节产生问题。那些常见的颈部歪斜和弯曲，通常都是颞下颌关节问题造成的。

要想治疗颞下颌关节紊乱综合征，首先要改掉让关节产生问题的不良生活习惯，同时配合运动疗法让关节恢复原状，这样才能起到最佳的效果。让不正的颞下颌关节恢复原位并消除不适，不仅对保持子宫健康有所帮助，还能自然而然地解决脸部不对称的问题。

有助于保持颞下颌关节健康的习惯

❀ 不要过分拉伸下巴。

❀ 为了保持力量均衡，吃东西的时候要均衡地使用两边的牙齿进行咀嚼。如果只用一侧牙齿咀嚼，容易过度磨损一侧的关节，导致颞下颌关节出现异常。

❀ 睡觉的时候，枕头的高度要根据个人情况进行适当调整。枕头的高度应该和无名指长度相似，形状呈半圆形，这样才不会导致颈椎侧弯。

❀ 尽量不要经常食用过于坚硬和结实的食物。

❀ 保证脊柱端正，坐着的时候要伸直背部和腰部。这样才能让颞下颌关节至脊柱保持正常的姿态。

矫正颞下颌关节的按摩方法

对于不良的生活习惯和姿势造成的肌肉僵硬，我们可以通过按摩颞下颌关节舒缓肌肉，让新鲜的养分和氧气能够更多地供给大脑。每天可以按摩颞下颌关节 4 次，分明在早晨、中午、晚上以及临睡之前，早晨只按摩感到有些僵硬的一侧关节，中午需要按摩整个颞下颌关节，晚上可以再次按摩有问题的一侧关节。按摩可以持续到颞下颌关节的左右两侧感觉一致。

① 用手捏住感觉僵硬的一侧颧骨与下颌骨
  之间的肌肉，轻轻地拉动，然后放松。
  重复以上动作 3 次。

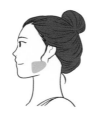

② 将大拇指放在耳郭前侧，其余四根手指
  放在额头凸出部分至头顶的沿线上。大
  拇指保持不动，其他四根手指发力，慢
  慢地朝着大拇指所在的位置按揉下来。

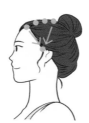

③ 双手置于后脑勺，用十根手指的指腹，从后脑勺上方开始，
  一面按揉一面向下移动。

④ 用双手十指的指腹轻轻拍打头顶。

颞下颌关节自我检查诊断表

☐ 张开和闭上嘴巴的时候，经常会听到"嗒嗒"的声音。

☐ 把双手的小手指放在耳朵里，张大嘴巴，会有手指被挤压或是下巴被拍打的感觉。

☐ 将食指放在耳朵旁边并稍稍用力，张大嘴巴，在合上嘴巴的时候有疼痛感。

☐ 无法连续吞咽口水 3 次以上。

☐ 将食指、中指、无名指合拢在一起，放入口中之后，手指无法自由地弯曲和进出。

☐ 在镜子中观察自己张嘴闭嘴的样子，合上嘴巴的时候并不是沿着直线的路径合拢的，而是歪向某一边，或是先歪向一边，再歪向另一边。

* 如果符合两条以上的话，就要小心你的颞下颌关节可能出现了紊乱问题。

让身体恢复活力的
子宫排毒食疗

没有疾病是不能通过饮食来辅疗的

　　有句俗话叫"药食同源"，指的是"食物和药的根源其实是一样的"，意味着最根本的治疗方法就存在于被吃进嘴里的食物之中。询问来我这里就诊的患者，可以发现，绝大多数人都没有良好、健康的饮食习惯，他们几乎都不知道，自己的不良饮食习惯，会导致子宫内淤积一大堆"毒素"。人体是通过食物来获取营养成分及活动能量的，今天吃的食物会塑造明天的身体。大家必须牢记这一点，在所有的日常生活习惯中，饮食习惯对子宫健康最为重要。

　　对子宫健康有利的饮食习惯，其实和我们一般了解的健康饮食习惯并没有太大的不同，基本要素都是一致的。首先是要在规律的时间段进食，食物应该含有均衡的营养，注意营养结构搭配；同时尽量少食用容易让身体淤积"毒素"或老废物质的面粉类食物、快餐类食品，以及经过多重加工的精制食品。平时要注意不暴饮暴食，为了保证消化良好，要反复咀嚼口中的食物，每顿饭的时间尽可能不少于 20 分钟，养成合理的饮食习惯。

除此之外，还有一些基本的和饮食有关的生活习惯，需要大家时刻注意。当你的体重突然猛增或是猛降时，就会导致月经不调等问题，所以在平时要注意管理自己的体重；如果觉得身体受寒严重，下腹部时常有不适感，可以多食用一些会让身体变得温暖的食物。

在饮食方面，要特别注意尽可能让身体保持温暖。食物中的蛋白质能够在代谢过程中为身体提供充足的能量，同时保持身体温暖，所以应该充分摄取富含优质蛋白的食物。相对动物性蛋白质来说，植物性蛋白质更有利于健康。其他一些能够保持身体温暖的食物包括葱、韭菜、大蒜、生姜等。而高脂肪食物和砂糖、面粉类制品、酒类等，则会让你的身体变得寒冷，要尽量少摄入这些食物和饮品。

过度减肥会导致生理周期和经血量的异常变化。体重的大幅增加或是减少，都会对女性体内的雌激素产生影响，导致体内激素分泌不平衡。在这种情况下，可以通过饮食调节，重新恢复体内激素的平衡。接下来我将向大家介绍几种食物，它们不仅有助于恢复激素分泌的平衡，在日常生活中经常食用的话，还能够起到预防和治疗月经不调的作用。

具有代表性的健康食品：豆类

豆类当中富含类似雌激素的物质——异黄酮（isoflavone）。对女性来说，雌激素对创造卵子和排卵过程具有重要作用，一旦雌激素的分泌出现问题，就会导致月经不调，严重的可能会引起不孕。

豆类能够强化女性子宫的机能，有助于调节生理状态，在女性绝经前后，雌激素的分泌会急剧减少，此时多食用豆类，可以有效地预防和缓解由于雌激素不足导致的脸部潮红、忧郁症、骨质疏松症等更年期常见症状。豆类中的黑豆还具有解毒功效，能够促进子宫排出瘀血，促进全身血液循环。

如果你有月经不调的困扰，那么不妨在一日三餐中多加入一些豆类及其制品。比方说加入大豆的杂粮饭，或是加入豆腐的大酱汤，以及其他一些豆制品做成的菜肴，这样一来，就能够摄取到丰富的植物性蛋白质和抗氧化成分，让你的三餐膳食搭配更合理、更均衡。但需要注意的是，患有子宫肌瘤或子宫内膜炎的患者，因为过量的雌激素反而会让症状进一步恶化，所以要注意控制豆类食品的摄入量，不宜过多食用。

帮助保持激素平衡：石榴

李子、杏、西红柿、枣、橙子、石榴等外表呈红色或橙色的蔬果，以及其他富含能量的籽类食物，都是有助于保持激素平衡的代表性食物。尤其是石榴中富含与女性体内雌激素功能类似的雌二醇（estradiol）和雌酮（estrone），当女性体内激素分泌不平衡导致月经不调的时候，石榴中的这两种物质能够帮助人体内激素分泌恢复到正常的状态。

吃过石榴的人都知道，剥开表层，石榴的果肉几乎都呈现"种子"的样子，吃起来其实是很不方便的。如果家中有能够将整个果实一起榨取的果汁机，就能很方便地将石榴做成石榴汁饮用。即使没有果汁机，也可以将石榴放入搅拌机中搅碎后食用。可以将搅碎后的石榴汁和酸奶一起搅拌，或是放在沙拉中作为调味汁。直接将石榴中的颗粒放入酸奶中，口感也不错。

预防贫血功效卓越：牛蒡

牛蒡中富含促进雌激素产生和分泌的成分，对缓解月经不调和生理痛有着非常好的效果。牛蒡中的铁元素含量也比较高，可以有效预防和治疗贫血，其中丰富的膳食纤维还能预防和治疗便秘。所以对女性来说，牛蒡是一种非常好的食物。

在烹饪牛蒡的时候，我们需要注意一点，那就是要尽可能在短时间内烹饪完毕！牛蒡中的丰富纤维会因为加热而逐渐流失，所以切勿长时间加热。将牛蒡制成茶饮用也具有很好的效果。因为牛蒡的皮中含有大量杀菌的成分，所以可以不削皮，将牛蒡切成薄片晾干之后，就可以泡茶饮用了。

缓解各种更年期症状及失眠：李子

李子中富含抗氧化成分，是一种适合各年龄人群的水果。李子中一种叫作脯氨酸（proline）的成分，可以刺激雌激素分泌，对改善月经不调和更年期症状有非常好的效果。李子中的铁元素含量比较高，因此也可以用来防治贫血。食用李子时爽利的酸甜口感，来自柠檬酸和苹果酸等有机酸成分，有机酸具有缓解疲劳、促进食欲、促进睡眠等功效。

李子成熟的季节在 6~9 月，夏季刚好是丰收的季节。因此在夏季吃李子，不仅能够改善激素分泌的不平衡，还能够缓解夏日疲劳、补充流失的水分等，对保持子宫健康和人体健康都具有极高的价值。

缓解月经不调：亚麻籽

亚麻籽中的主要成分之一木酚素（lignan），能够起到和雌激素类似的功效，所以对各种因激素分泌不平衡引起的妇科疾病都具有一定的疗效。尤其是在缓解月经不调和更年期相关症状方面，具有特别显著的效果。

亚麻籽富含 Ω-3 成分，Ω-3 具有降低胆固醇的作用，能够让人的血液变得更干净。这样一来，就能促进血液的循环。此外亚麻籽还能改善多痣、雀斑、过敏等皮肤疾病，可以说是对调理女性身体各个方面都具有良好作用的食物。

亚麻籽可以捣碎后和芝麻、紫苏等食物混合，用于烹饪菜肴，也可以像芝麻一样直接咀嚼食用，但需要仔细咀嚼比较长的时间。亚麻籽中的膳食纤维含量也非常高，食用的同时可以摄取大量水分，帮助吸收。

能让子宫保持温暖的食物

不少女性都有手脚容易发冷的困扰。造成这种现象的原因很多，激素分泌不平衡是其中之一。激素分泌出现问题会引起严重的手脚发冷，长时间让身体暴露在低温环境下，或是压力过大，也很容易造成手脚发冷。因为手脚距离心脏较远，一旦血液循环供给不畅，就容易导致神经末梢温度降低，手脚发冷。子宫也是位于神经末梢的器官，当手脚感到寒冷的时候，子宫也会同样受到寒气的侵袭。子宫寒气聚集的时候，容易堆积影响子宫健康的"毒素"。帮助受到寒气侵袭的子宫解毒的方法其实很简单，那就是尽可能让子宫保持温暖，排出内部的寒气和"毒素"。

多食用一些性质温热的食物，能够促进全身血液循环，帮助身体排出寒气。有些人存在误解，认为只要吃热的食物就能让身体变得温暖起来，事实上温热指的并非只是食物的温度。每种食物都有本身的属性，有些食物本身是寒性或凉性，即使加热食用，也不会让身体变得温暖。

春天的蔬菜：茼蒿、山蒜、荠菜

从韩医的角度来看，一些春天才有的蔬菜不仅有食用的功能，更因为这类蔬菜经过了整个寒冷冬天之后，争先恐后在春天冒尖，富含了充足的阳气，对那些体质偏寒的女性来说特别有用。尽管现在有先进的种植技术，让我们得以在一年四季都能吃到原本只有春天才有的蔬菜，但是摄入当季新鲜蔬菜才能获得最丰富的营养成分，将营养的功效发挥到最大化。

茼蒿（也称蓬蒿）是一种具有代表性的春日蔬菜，对妇科疾病有良好的治疗效果。食用茼蒿能让身体变得温暖，同时，其中富含的维生素能够增强人体的免疫力。茼蒿中钙和铁等矿物质含量也很高，总体来说是一种碱性的食物，能够促进人体排出有害"毒素"。

山蒜内含有散发辣味的蒜素成分，能够提高食欲，其中富含的维生素可以缓解失眠及春困等问题。山蒜本身是性质温热的食物，适当食用，能够预防和治疗月经不调或生理痛等妇科疾病。

荠菜也是一种具有代表性的春日蔬菜，含有丰富的蛋白质和无机物。荠菜本身的性质并不偏寒或偏热，对那些消化机能低下、身体虚弱的人来说，可以作为药物使用。女性身体虚弱的时候，容易出现月经不调、子宫出血、经血过多等症状，这时可以多食用荠菜来缓解症状，起到治疗的作用。

韭菜

黄绿色的蔬菜大部分都对女性的子宫有好处，其中韭菜对体质虚寒的人群来说，具有显著的消除瘀血、提高消化机能的效果。韭菜中富含的维生素和无机物，虽不是提供身体能量的营养元素，却能起到调节身体代谢的重要作用。此外，韭菜还有清洁血液的效果，可以促进人体的血液循环。韭菜特有的香味还可以刺激自主神经，使激素的分泌稳定，使其达到平衡的状态，有助于缓解月经不调。

烹饪韭菜的方法多种多样，和性质温热的大蒜、辣椒等一起食用，或是放入容易消化吸收的粥当中，能够更有效地帮助排出体内的寒气，促进血液循环和新陈代谢。

辣味香辛料：大蒜、生姜

当我们吃辣的食物时，身体就会变得火热起来。体质偏热的人，可能很快就会汗如雨下。大蒜、生姜、姜黄等辛辣的香辛料，具有让身体变得温暖起来的性质，在去除体内寒气时效果特别显著。这几种香辛料可以加入其他各种菜肴中食用，所以可以相对简单地调整食用量。

大蒜是韩国料理中不可缺少的一种食材。除了能让身体变得温暖起来之外，它还可以促进血液循环，改善激素分泌不平衡的问题，是预防和治疗月经不调的最佳食物之一。在烹饪前文中提到的那些对子宫健康有好处的食物时，加入适量大蒜，对去除子宫内的寒气和"毒素"会有更好的效果。

生姜是韩医经常使用的药材之一，在促进血液循环、提高消化机能、缓解疲劳、调节压力等方面都具有良好的效果。生姜温热的属性能够让人体迅速变得温暖起来，对下腹部和子宫寒气较重的女性来说是非常好的食材。生姜本身的气味和味道都比较强烈，如果不适合和其他食物一起烹饪，也可以很方便地泡茶饮用。

姜黄

最近的健康食品中有一种叫作姜黄的常见食材。姜黄和郁金的成分几乎没有差别，一般来说，在印度栽培的叫作姜黄，在其他地区栽培的，则可能称之为郁金。姜黄性质温热，但在印度栽培的姜黄，无论从加工过程还是其他卫生方面而言，都难以把控，不妨选择本国栽培的郁金食用。郁金这种食材和生姜一样具有强烈的气味和味道，不过只在饭内加入1~2小勺的话，不会让人觉得不适。姜黄是咖喱中常见的香辛料，所以适量食用加入咖喱的食物也能起到类似的功效。

养生食物：鸡、鳗鱼、鲍鱼

自古以来，人们用来养生的食物可谓多种多样，其中具有代表性的参鸡汤、鳗鱼饭、鲍鱼粥等，至今仍是广受喜爱的养生菜肴。这些养生食物的共同点在于，能够让人体变得温暖起来。导致女性月经不调的原因之一，就是体内寒气淤积或体质虚弱，妨碍了全身的气血循环，此时如果食用一些养生食物，能够帮助女性恢复身体强健。

温性、热性食物表

谷类：糯米、豆类、豆腐、花生、黑芝麻、芝麻、松子、薏米、核桃

肉类：鸡肉、鹿肉、羊肉、山羊肉

鱼类：鳗鱼、鲫鱼、鲤鱼、黑鱼

调味料：芥末、胡椒、咖喱、辣椒粉

蔬菜：土豆、菠菜、卷心菜、水芹菜、葱、大蒜、生姜、辣椒、冬葵子、洋葱、韭菜、茼蒿、牛蒡

水果：苹果、橘子、西红柿、桃子、枣、葡萄干、木瓜、樱桃

尽管人体需要性质温热的食物来保持温暖，但如果摄入了过多动物脂肪，对健康也是不利的，因此在食用肉类的时候，要尽量选择瘦肉。

每日饮用就能让身体变得温暖的草药茶

　　水本身的属性是湿寒的，如果过量饮用，其实很容易在体内淤积湿气和寒气。但反过来说，喝水太少比喝得过多对健康的危害更大。在人体进行新陈代谢的时候，水起到了帮助排出体内老废物质和"毒素"的作用，子宫疾病通常都是因为瘀血和老废物质堆积产生的，所以在日常生活中更应该多喝水，保持体内水分充足。

　　一个健康的成人每天应该饮用1.5~2升的水。也就是说，除了通过三餐等摄取水分之外，每天至少要喝5~8杯水。但是根据我的观察，只有很少一部分人能够做到每天摄取足量的水分。不少人会饮用咖啡或是运动饮料来代替喝水。无论是咖啡、运动饮料还是碳酸饮料，都容易让寒气淤积在体内，是对健康不利的。特别是咖啡中的咖啡因成分，具有利尿的效果，会更快地带走身体内的水分。当体内水分含量不足的时候，新陈代谢速度就会下降，这样一来，就无法迅速地将体内的有害物质排出体外，对子宫健康也会产生危害。

　　如果我们将对子宫健康有利的药材制成草药茶饮用，不仅能让身体变得温暖，同时还能补充身体必要的水分，起到预防生理痛和月经不调的功效。不过，草药茶并不适合所有人饮用，大家应该先了解自己的体质，然后选择适合的草药茶。

益母草茶

从字面意思来看，益母草可以被认为是"对母亲有益的草药"，而益母草本身是一种能让身体变得温暖的药材。益母草的茎和种子都能用作药材。将益母草泡茶后每天饮用三次，或是制成糖浆后，每天三餐之前加一勺在水中服用，就会有显著的保暖效果。

当归茶

据《本草纲目》记载，当归这种药材能够去除瘀血，使人体产生新鲜血液，帮助女性将瘀血排出体外，使体内的脏器保持健康，并具有促使受到创伤的部位长出新肉的功效。当归是治疗妇科疾病常见的药材，对那些气血循环不畅或是手脚冰凉的女性效果显著。特别是对于因瘀血导致的生理痛和月经不调，坚持喝当归茶的话，就会在一定程度上缓解这些症状。除此之外，当归还对体质虚寒、贫血、便秘、产后恢复不佳等有相当的疗效，甚至还能让皮肤变得更加光滑，是相当优质的常用药材。

生姜茶

在《本草纲目》中，生姜被记载为能够让身体变得温暖，去除体内寒气和湿气，促进消化的药材。特别是对那些消化器官内存在寒气，导致消化不良的人群来说，生姜具有特别显著的效果。我想不少人应该都有过这样的经历，在饮用温热的生姜茶之后，手脚就变得温暖起来了。生姜对促进血液循环效果十分明显，所以对那些因寒气引起的子宫疾病有特别好的治疗效果。但是，原本体质过热，或是因胃酸分泌过多导致消化障碍的人，不适宜饮用生姜茶。

山茱萸茶

山茱萸性质温和，具有滋养肝脏的功效。据《本草纲目》记载，山茱萸具有增强人的精力、提高性功能、增强骨骼健康等效果。此外，对于因老化引起的泌尿症状，腰、腿及膝关节的不稳定，耳鸣头痛等，山茱萸也具有相当好的调理效果。坚持饮用山茱萸茶，可预防和治疗男性的早泄、阳痿，以及女性的月经过多、子宫出血、月经不调等与生殖器官有关的疾病。

杜仲茶

大部分人所了解的杜仲茶的功效，在于缓解高血压及骨关节疼痛方面，其实杜仲茶对维护子宫健康的作用也是不容小觑的。在中医药学中，杜仲能够给虚弱的身体器官带来活力，同时调节身心，保护人体健康。杜仲能够让子宫变得更结实、更有活力，是韩医里常用于治疗习惯性流产等妇科疾病的药材。将杜仲煮成草药茶饮用，能够有效预防子宫疾病的产生。

覆盆子茶

覆盆子属于蔷薇科，韩医中将覆盆子果树的果实干燥后作为药材使用。这种果实含有葡萄糖、果糖、果胶等成分，以及苹果酸、水杨酸、甲酸等有机酸，同时富含维生素 B 和维生素 C 等对身体有益的营养成分。韩医中常将覆盆子用作辅助生殖的药材，对维护子宫健康来说它是非常有效的药材之一。

枸杞茶

枸杞的嫩叶含有优质的蛋白质，自古以来就被人们称为"补肾养肝的妙药"。枸杞中含有丰富的维生素和促进血液循环的成分，能够提高人体的免疫力，防止日常的一些小毛病。特别是枸杞中含有的芦丁（rutin）成分，具有强化人体毛细血管的作用，不仅能够帮助子宫保持健康状态，还有助于保持血管弹力，预防动脉硬化。

何首乌茶

何首乌一般为大家所熟知的功效，是治疗过早出现白发以及脱发，何首乌本身对男女都是适用的，尤其对更年期的女性来说，是极好的一味药材。何首乌能强健人体的筋骨，同时具有补血的功效，能够缓解月经不调。何首乌有红何首乌和白何首乌之分，坚持服用白何首乌，能够改善女性激素分泌不平衡的问题，对预防和治疗妇科疾病有显著的效果。大部分何首乌尝起来都有一点甜中带苦的味道，和滋补成分更佳的人参味道相似。

柚子茶

柚子茶中含有丰富的维生素 C，在冬天饮用可以有效地预防感冒。其实柚子茶和艾草一样，具有让身体变得温暖起来的功效，所以对子宫健康具有一定的帮助作用。特别是柚子茶还能强化人的脾胃机能，促进肠胃消化，去除体内的寒气。对孕妇身上时常出现的恶心、反胃症状，饮用柚子茶可起到良好的舒缓作用。

制作草药茶的方法

草药茶的材料多为叶片、茎，或是果实，可以放1升的水在烧水壶或锅子中，然后投入适量（一把左右）的药材，文火煮 30 分钟左右，煮完的茶每天可以喝 2~3 杯。如果多放一些水，可以将茶煮得更淡一些。煮草药茶的时候，也可以加入适量的枣和生姜。在草药茶中混合柚子或生姜茶的时候，不妨再加入一点白砂糖，这样就能让你喝得更加有滋有味。

以上这些能让身体变得温暖、促进血液循环、消除瘀血的食物，都是优质的食物；与之相反，也有一些食物会给子宫健康带去不良影响。如果在食用优质食物的同时，不控制摄入那些会带来不良影响的食物，就无法让优质食物发挥功效，无法达到良好的子宫排毒效果。

我们在对子宫进行排毒之前，最重要的是要先切断毒素从口中进入身体的通路。那些对卵子不利的食物，会让身体积累寒气的食物，还有会让生殖器官变得虚弱的食物，都要尽量少吃。

寒性的食物

如今只要走进一家咖啡店或是甜品店，就会发现一些女性即使在大冬天也肆意喝着冰饮料，吃着冰激凌。这些冰冷的食物会让人全身变得寒冷，尤其容易让下腹部积聚寒气。所以在寒冷的冬季，不仅要通过适当增添衣物让身体变得暖和起来，还要注意调节饮食，让身体保持温暖的状态。

首先，尽量不要食用冷藏后的水果、饮用水、饮料等。如果一定要吃，需要提前从冰箱内取出，放置一段时间，等待寒气散去后再食用。其他食物也是一样的。只要是从冰箱内取出的，都应该至少在微波炉内加热一会儿之后再食用。

除了食物的温度之外，食物本身属寒性或凉性的话，也要尽量少吃一些。生活中常见的咖啡、运动饮料、含有咖啡因成分的各种茶类，都会让身体的温度下降。咖啡因会刺激人的交感神经，收缩人体的血管，所以容易造成血液循环机能低下，导致寒气在体内淤积。除此之外，大麦饭、猪肉、面粉类制品、香瓜、西瓜等，都是属性寒凉的代表性食物。即使将这些食物加热后食用，也无法改变它们本身的属性。为了预防月经不调和其他子宫疾病，最好尽量少吃寒性和凉性的食物。

具有毒性的烟酒

如果不能阻挡那些从嘴巴里吃进去的毒素，排毒就变成了无用之功。最常见又最厉害的毒素，正是香烟和酒类。这两种毒性强烈的毒素，我们应该尽可能与之保持距离。

香烟会诱发癌症，其中含有多种对人体有害的物质。这些有毒有害物质会让血管收缩，阻碍本应该输送到子宫和卵巢的营养成分以及氧气的输送。相对男性来说，女性吸烟会导致更严重的后果。研究证实，吸烟的女性患上子宫癌、不孕症、过早绝经等的概率，一般都比不吸烟的女性要高。如果女性在怀孕期间吸烟，很有可能会导致流产、早产，生出低体重儿或畸形儿等。吸二手烟也会相对提高患病的风险，所以不吸烟的女性也要尽量避免暴露在香烟的烟雾之下。

相对男性来说，酒精对女性身体产生的危害也更大。酒精很容易诱发月经不调、生理痛、闭经、过早绝经等问题，而在怀孕后过度饮酒，会增加生出畸形儿的概率。

含有各种食品添加剂的加工食品

除了上文提到的烟酒中含有对女性身体有害的毒素之外，加工食品、快餐类食品、半加工类速食品，都含有大量对子宫有害的化学物质。

人工色素、甜味剂、防腐剂、抗氧化剂、着色剂、成色剂、杀菌剂、酸味剂、乳化剂等种类繁多的食品添加剂，在加工食品中可以找到一大堆。韩国目前在使用的食品添加剂大约有 640 种，大部分都是为了让食品看起来更美观，呈现更好的味道和香气，以及延长保质时间而使用的。这些化学类食品添加剂进入人体之后，有 70%~80% 最后会被排出体外。也就是说，剩下的 20%~30% 可能完全残留在人体内。这些残留的食品添加剂会变成有害的毒素，对我们的身体产生各种不良影响。除了食品添加剂之外，快餐类食品中常见的钠和动物性脂肪也很容易诱发各种子宫疾病。

使用食品添加剂的目的，是降低食品价格，同时优化食品的气味和口感。建议大家尽量购买优质的食品，虽然优质食品的价格可能比加工食品更高一些。此外，要尽量让我们的味觉适应清淡的口味，也就是尽可能吃一些未经加工的天然食物。

形成瘀血的油腻食品

油腻的食品容易增加人体血液内胆固醇和脂肪的浓度，让血液变得黏稠、含有杂质，继而降低血液的循环速度。如果血液变得黏稠，就很容易在体内形成瘀血，这些瘀血会导致子宫内血液循环不畅，诱发月经不调和其他子宫疾病。

油腻的食品很容易导致人体摄入的热量过高，引起肥胖等问题。当你长胖的时候，说明身体不需要的老废物质和"毒素"增多了。肥胖会导致血液循环速度减缓，降低生殖器官机能，诱发子宫疾病，严重时甚至可能导致不孕。油腻的食物不仅包括油炸食品，肉类食物的脂肪部分以及一些乳制品，其动物性脂肪含量也比较高，这些食物要尽可能少吃。日常生活中常见的快餐和半加工熟食类，多半为了改良口感而加入大量动物性脂肪，因此也要尽量避免食用。

生的食品

沙拉中常见的生的蔬菜一般被大家看作健康的食材，但是从韩医学角度来看，却是属性寒凉的食品。身体健康的人，可以适量吃一些这样的食品，但本来就身体虚寒的人，为了排毒或减肥，集中地大量摄入生蔬菜，反而会让身体状态变得越来越糟糕。

被月经不调或子宫疾病困扰的女性，往往体质都偏寒，所以在吃属性寒凉的蔬菜的时候，应该尽量煮熟后再食用。如果实在想吃生的蔬菜，要尽可能挑选性质温和的，并少量食用。大部分蔬菜煮熟之后，人体对其营养成分的吸收率会提高，在食用时也不必像吃生蔬菜那样过分顾忌摄入量。

除了生蔬菜之外，生鱼肉、生拌肉类、生鸡蛋、牛奶这些本质是生的食物，都容易让体内积累寒气，对子宫的血液循环产生不良影响，在食用时要多加注意。

帮助气血循环的
穴位指压疗法

打通体内气血，让子宫得到休息

　　韩医有句话叫作"通则不痛，痛则不通"，也就是说当体内气血通畅时就不会感到疼痛，气血有阻塞的地方就会感到疼痛。韩医在治疗各种疾病的时候都会注重气血循环的状况，认为气血通畅对人体健康是非常重要的。

　　在人体内有气流通的通路，这些通路称作"经脉"。掌管我们身体的经脉有十二条，这些经脉连接着我们体内的五脏六腑，除此之外，还像蜘蛛网一样连接着我们的眼睛、鼻子、嘴巴、舌头、皮肤等部位。经脉是气流通的通路，在经脉上分布着无数的穴位。人体主要的穴位有 365 个之多，其中不少和女性的生殖器官具有紧密的联系。下腹部有寒气、月经不调、白带过多等问题，大部分都是子宫所在的下腹部气血循环不畅导致的。因此，如果能在平时对那些和女性生殖器官有关的穴位进行适当的刺激，就能打通气血循环，让子宫保持健康的状态。

生理痛或经前综合征的问题，可以通过简单的拉伸运动、瑜伽、艾灸等方法，在短时间内取得较好的缓解效果。但是生理周期不规律的问题和全身的健康状态有着紧密的关联，需要打通全身的气血循环，才能保证生理周期正常。对调节生理周期比较有效的就是穴位指压疗法。在充分了解生理周期不规律的原因和症状之后，通过针对性的穴位指压，可以促进子宫周围的气血循环，提升子宫的机能，让原本不正常的生理周期恢复到有规律的状态。

气血循环不通畅

原因	症状	穴位
寒气	整个夏天手脚都是冰冷的，感觉血液循环一直不怎么通畅。有月经不调的问题，生理痛非常严重	涌泉穴、内庭穴
气血虚	血气不足，有贫血的症状，手脚和腹部总是冰凉的。有月经不调和生理痛的问题，下半身常有麻木的感觉	中极穴、带脉穴

生理周期没有规律

原因	症状	穴位
肝郁	生理周期变短或是变长，经血量变动较大。经血的颜色呈紫黑色，胸部和侧腰有被拉扯的疼痛感。常打嗝和叹气	三阴交穴、太冲穴
肾虚	生理周期变短或是变长，经血量变动较大。经血颜色较淡，经血量稀少，腰部有疼痛感，常伴随晕眩感和耳鸣	关元穴、肾俞穴

生理周期变短

原因	症状	穴位
实热	生理周期缩短了一周以上，严重的情况一个月内有两次生理期。经血量大且颜色呈深红色，很容易发火，面色潮红，口干舌燥，大便干燥	行间穴、曲池穴
虚热	经血量很少，经血颜色比较深。手掌和脚掌有热感，睡觉的时候经常出汗，腰部有刺痛感	三阴交穴、太溪穴
肝郁化火	经血量突然变多或是变少，且经血中混杂有血块。胸部和两肋感到不适，下腹部有疼痛感，口中有苦涩的感觉	地机穴、血海穴
气虚	经血量变多，且颜色偏淡偏稀。总是感到疲劳，心跳容易变得很快。吃的东西比较少，排便较稀，下腹部总有一种被拉扯的下坠感	足三里穴、气海穴

生理周期推迟

原因	症状	穴位
实寒	生理周期推迟，经血浑浊，且经血量偏少。下腹部感到寒冷，手脚冰凉。怕冷。平时经常脸色苍白	天枢穴、神阙穴
虚寒	经血量稀少，下腹部隐隐有疼痛感，用手按摩下腹部使其变得温暖之后，痛感会得到缓解。大便黏稠	命门穴、复溜穴
血虚	经血量稀少，脸色苍白，平时总感到头晕目眩。心跳非常快，有失眠的问题	足三里穴、气海穴
气滞	经血量稀少且浑浊，经血中混杂有血块，下腹部有下坠般的疼痛感，胸部和两肋有被拉扯的疼痛感	蠡沟穴、三阴交穴

穴位指压疗法

✿ 从生理期结束的当天到下一次生理期开始前，每两天进行一次，或是每天进行一次。

✿ 手臂和腿部的穴位，用指尖、大拇指等，以适当的压力按压进行刺激；腹部的穴位不要用手指按压，要用指尖沿着顺时针方向一面画圆一面按摩。

✿ 每个穴位按压 10 秒钟为 1 回，每次按压 5 回。

太冲穴

太冲穴位于足背上方，沿着大脚趾和第二脚趾（第一和第二跖骨）之间结合的部位，向足背上方移动大约
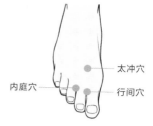
6厘米的凹陷位置。按压太冲穴能帮助气在经络内更通畅地循环，帮助增强精力，提升身体活力，促进血液循环。

内庭穴

内庭穴位于足背上第二脚趾和第三脚趾（第二和第三跖骨）中间凹陷下去的位置，按压此穴，对足部冰冷、下半身气血循环不畅和严重生理痛，具有特别显著的缓解效果。用手指按住内庭穴约3秒后慢慢放开，就能产生血液通过腿部直至足部的温暖感觉。

行间穴

行间穴位于足背上大脚趾和第二脚趾（第一和第二跖骨）中间凹陷处，按摩此处能够打通阻塞的经络，消除肝火，有助于缓解气滞状态，并通过促进气血循环来预防和治疗月经不调。

涌泉穴

涌泉穴位于足底部靠上的位置，当你用力弯曲脚掌的时候，足底会形成弯曲的八字
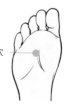

形凹陷，这凹陷中心交叉的位置就是涌泉穴。经常指压这个穴位，能够让下半身的血液循环变得更加通畅，改善下腹部寒冷和月经不调的症状。

曲池穴

将你的手臂弯曲呈几乎直角的时候，手肘内凹陷下去的横纹外侧端的位置，就是曲池穴。经常指压这个穴位，能够起到疏风清热的效果，有助于将湿气排出体外，预防高热的产生。指压曲池穴还能够让血管内变得更加干净，防止经血中出现血块。

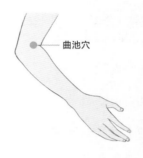

曲池穴

命门穴

命门穴位于第二腰椎和第三腰椎棘突之间，在背部下方和肚脐差不多高度的位置，两个肾脏之间。命门穴是一个对子宫健康有重要作用的穴位。指压命门穴能够去除体内寒气，增强生殖机能，改善阳气不足、激素不足、月经不调等。

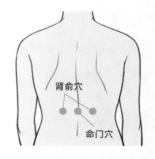

肾俞穴

命门穴

肾俞穴

肾俞穴位于背部第二腰椎棘突旁约 4.5 厘米的位置，高度和肚脐相同，也是脊柱部位的肌肉最凸出的地方。指压肾俞穴能够提高掌管生殖机能的脏器——肾脏的机能，特别是对突发性的闭经问题有显著的改善效果。

关元穴

关元穴位于肚脐中线下方约 5 厘米的位置，这个位置刚好和体内子宫所在位置相同，因此关元穴对强化和提高子宫再生机能有重要的作用。这个部位也称作丹田，如果人体的能量和元气有所下降，可以通过指压和按摩关元穴让身体恢复活力，有助于消除疲劳、去除体内寒气、恢复身体温度。按摩关元穴还能够促进子宫内的湿寒气排出，让子宫重新变得温暖起来。

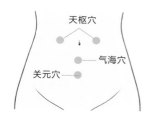

气海穴

气海穴位于肚脐中线下方约 3 厘米的位置，这个位置刚好和体内子宫所在位置相同。气海穴对强化全身气的流通、排出"毒素"、促进肾脏功能具有重要的意义。指压气海穴能够调节阳气不足，对月经不调、子宫不正常出血、经前综合征等各种子宫疾病，也有良好的治疗效果。

天枢穴

天枢穴位于肚脐中心两侧约 5 厘米的位置，能够刺激子宫和肠胃，促进体内的老废物质和"毒素"排出体外。指压天枢穴能够缓解因下腹部寒证引起的便秘、腰痛问题，同时也能改善月经不调。

神阙穴

神阙穴是位于肚脐中央的穴位，对神阙穴进行指压按摩，能够有效地治疗月经不调、生理痛、白带过多等。神阙穴常作为艾灸和热敷的部位，保持这个穴位周围温暖，就能保护子宫健康。

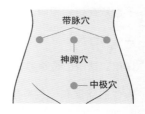

带脉穴

带脉穴在距离肚脐中线两侧 12 厘米左右的位置，位于侧腰处。指压带脉穴不仅对缓解生理痛有帮助，也能改善消化不良，促进腹部经络通畅。

中极穴

中极穴位于肚脐中线下方约 12 厘米的位置，能够提高肾脏机能和生殖机能。指压中极穴之后能够提升气血循环，缓解月经不调、生理痛等症状。

复溜穴

复溜穴位于内侧脚踝至阿基里斯腱中间的位置，约在脚踝上方 5 厘米处。指压复溜穴能提升肾脏机能，排出体内湿热，有助于将体内积聚的不良之气全部排出，提升元气。

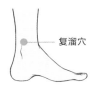

三阴交穴

三阴交穴位于腿部内侧脚踝上方约四根手指的位置，是三条阴经的交会之处。分别来自肝脏（提供身体必需的血液和营养元素，具有解毒功效）、肾脏（掌管生殖机能）、脾脏（掌管消化机能）的三条经脉汇集于这个穴位，对提升精力、促进子宫健康具有重要作用。经常指压三阴交穴，能够调节生理状态，预防各种妇科疾病和生殖疾病。

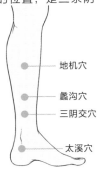

太溪穴

太溪穴位于足部内侧脚踝后方凹陷处，具有提升肾脏机能和消除体内热气的效果。经常指压太溪穴，可缓解月经不调，预防子宫疾病。

地机穴

地机穴位于小腿内侧胫骨凸出部位，即膝盖下方踝尖和阴陵泉的连接线上，约四根手指下方的凹陷处。指压地机穴能消除子宫和下腹部的瘀血，提升脾脏机能，治疗功能性子宫出血和月经不调。

蠡沟穴

蠡沟穴位于小腿内侧踝骨上大约13厘米处，在胫骨后侧凹陷位置。指压蠡沟穴能够促进肝脏内气的通畅运行，有助于预防和治疗月经不调。

足三里穴

将你的腿伸直，从膝盖骨最突出的地方开始往下约 7.5 厘米的位置，胫骨外侧约 2.5 厘米的地方，就是足三里穴。指压足三里穴，能够强化脾脏的造血机能，促进全身的血液循环，预防和治疗月经不调。

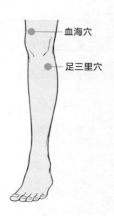

血海穴

足三里穴

血海穴

血海穴位于膝盖骨内侧上方约 5 厘米的位置，在股内侧肌的中间。这个部位是血气汇集的地方，因此血海穴对治疗与血液有关的所有疾病都具有一定的功效。当子宫内有瘀血的时候，可以通过指压血海穴达到消除瘀血、促进血液循环的效果，有助于治疗月经不调。

附录

子宫排毒后产生的
惊人变化

在进行了子宫排毒之后，不少患者都惊呼这种排毒方法真的太神奇了。生理痛、便秘、上火、抑郁等各种原本在生理期困扰她们的问题，在经过子宫排毒后，竟然都逐渐消失了，让她们在生理期能够和平时一样安然舒适。以下几名女性原来都被相似的月经问题困扰，让我们一起来看看在子宫排毒之后，她们身上发生了怎样的变化吧。

原本让我痛得几乎要在地上打滚的
生理痛渐渐消失了

"通常不是说生育之前的严重生理痛，在生育之后就会逐渐得到缓解吗？然而我生完孩子已经 6 年了，生理痛还是很严重。"这名 38 岁的女性来医院寻求治疗方法时说道。

"我到现在为止，只要是生理期，至少有一至两天，痛得几乎什么事都干不了。而且最近即使服用止痛药也没有什么效果了……所以我怀疑自己是不是患上了什么疾病。但是检查了以后，并没有发现特别的问题。为什么我的生理痛那么严重呢？"

除了和怀孕生育有关的问题之外，前往韩医妇科诊治的患者，绝大部分都有生理痛的问题。生理痛的程度因个人体质情况而异，差别较大，有些女性在生理期完全不会感到疼痛，但有些女性即使服用了止痛药，依然会痛得几乎无法直起腰来。

生理痛的程度往往会由于遗传或是不规律的生活习惯等原因，在不同女性身上表现出各不相同的情况。不过，无论是什么原因，其中必有一点是下腹部气血循环不顺畅，诱发了生理痛。当下腹部的气血循环处于阻塞状态的时候，经血就无法正常排出，从而形成瘀血，集中在子宫内，导致生理痛和月经不调等症状。

上文中的这名女性因为本身体质的关系，子宫内的气血循环一直处于不理想的状态，加上生育之后育儿的压力和不规律的饮食，子宫内的情况越发恶化。在这种情况下，最适合她的方法就是子宫排毒。

这名患者开始坚持子宫排毒计划之后，打通了下腹部气血循环的通路，让她能更顺利地排出体内的老废物质和"毒素"。渐渐地，原本服用止痛药也无法缓解的生理痛消失了。在生理期开始之前坚持做能够促进骨盆气血循环的牛面式和蝴蝶式变体，生理期中如果有疼痛感，就通过适当的按摩来促进下腹部血液循环。让这名患者感到神奇的是，这样的排毒方法比服用止痛药更有效果。

"自从做了子宫排毒之后，生理痛有所缓解，经血中的血块变少，经血颜色也变得更干净了。我原本只知道一痛就吃止痛药，现在不需要吃药也能让生理期变得更加舒服了。"

曾经每个月都困扰我的
皮肤疙瘩和粉刺问题都被解决啦！

　　一名三十出头的女性患者，因下巴和脖子上长满了大大小小的粉刺，来找我寻求治疗的方法。一眼看去，我就猜想她多半也有严重的月经不调和生理痛问题。

　　"即使不在生理期，我偶尔也会有出血的情况。血的颜色不是红色，而是深褐色。每到生理期，不仅有严重的生理痛，还有夸张的粉刺问题。服用了皮肤科的药物，也用了其他保养手段，结果一点都没有好转。我周围的人都说下巴上长粉刺多半是子宫的状态不太好，所以我就想来治疗、调养一下。"

　　一般来说，女性进入排卵期后，黄体酮的分泌就会逐渐增加。黄体酮这种激素会增加人体皮脂的分泌量，导致粉刺或是小疙瘩等皮肤问题。平时皮肤状态就不好的女性，到了生理期，皮肤状态会进一步恶化，过度分泌的皮脂和变厚的角质层会让皮肤显得暗沉而没有光彩。

在西医的认知当中，与生理期有关的皮肤问题，都和激素作用有关；而韩医认为，导致皮肤问题的最大原因，在于子宫内的瘀血。在生理期，子宫内如果有瘀血产生，就会导致人体温暖的气无法传递到下腹部，这股热气便会掉头朝着上半身冲去，让脸上长出各种粉刺及疙瘩，这就是生理期前皮肤问题产生的原因。下巴和颈部是来自下半身的寒气和上半身的热气交汇的部位，因此特别容易产生严重的粉刺。上文提到的这名患者，由于子宫的瘀血，还导致了强烈的生理痛，以及生理周期不规律的问题。

我推荐这名患者尝试子宫排毒计划，在生理期通过子宫排毒瑜伽和按摩，消除子宫中积累的瘀血，让经血更顺畅地排出体外。在进行了一段时间的子宫排毒之后，这名患者反馈说，她的生理痛得到了很大缓解，原本一个接一个冒出来的粉刺也逐渐消失了，皮肤状况慢慢好转。这就是排毒瑜伽、按摩，加上温热疗法和按摩颞下颌关节等方法并用的成果，能够让月经不调和皮肤问题都离你远远的。

从不孕到难以受孕，
再从难以受孕到怀孕

"啊？你说有可能是因为颞下颌关节的问题？可是我从来没听过颞下颌关节的问题导致没法怀孕这种事啊……"

这名患者在四十岁左右才结婚，从新婚旅行开始就努力准备尽快怀孕。但是努力了将近一年，还是没能成功怀孕。之前她在医院进行了超声检查和激素检查，得出的结论是，她虽然年龄偏大，但是并不会影响生育。而且从婚前开始，因为有可能变成高龄产妇，她一直很注意保养身体，所以身体状态足以孕育一个健康的孩子。

像这名患者一样，并无特别的原因却难以受孕的，就有可能是颞下颌关节紊乱造成的结果。经过检查发现，她的右侧颞下颌关节果然存在问题。如果嘴巴张得太大，下巴就会发出嗒嗒的声音。尽管有这种摩擦声，但是因为并不感到疼痛，所以她一直没有察觉。

如果对颞下颌关节异常问题放任不管，就会对颈椎和脊柱产生不良影响，继而导致脑神经系统异常。一旦神经系统受到影响，女性的雌激素就不会正常分泌，自然很难怀孕。于是我推荐这名患者在家做一些能够舒展颞下颌关节肌肉的按摩，并适当地坚持做一些能帮助脊柱和骨盆保持端正姿态的瑜伽。其他的辅助疗法包括服用中药和针灸、艾灸等，但是最主要的方法还是对颞下颌关节及骨盆的矫正。

大约进行了两个月的治疗之后，这名患者没有来复诊。但是某天她突然给我打来了电话。

"接受了医生您的治疗之后，突然有一天生理期没有来，所以我又去医院检查了一下，发现自己怀孕了。现在我的下腹部稍稍感到疼痛，这样没问题吗？"

随后这名患者马上来找我，我给她配了一些预防早期流产的药。后来，我接到了她的喜讯：她以 43 岁的高龄生下了一个非常健康的孩子。

冷得跟冰块似的手脚
终于恢复了正常温度

　　来我这里寻求治疗的患者，大部分在进行了子宫排毒之后，都会惊奇地发现自己的生理状态逐渐恢复了正常。不过更让她们感到惊奇的是，她们整个身体的健康状态也变得更好了。

　　"我的双脚总是冰凉冰凉的，基本上一年除了大夏天之外都要穿着袜子睡觉才行。不过最近只要穿一双薄袜子，就能感觉脚不冷了。"

　　没有被手脚寒证困扰过的人，确实无法理解这名女性患者的痛苦。这种手脚冰凉的问题让很多女性几乎整个夏天都无法开空调；到了晚上要是不穿着袜子，脚就冷得无法入眠。

　　这名 28 岁的患者，乍看上去就是非常虚弱的样子。她说自己的经血量非常少，生理期一般都会延后两周以上，经常会月经不调，平时消化情况也不理想，到了夏天都是手脚冰冷，显然是手脚寒证非常严重的状态。一般来说，这样的体质很容易同时引发月经不调和生理痛。手脚冰冷是体内气血循环不通畅的警告，手脚冰冷的女性，大部分子宫也是有寒证的。产生手脚冰冷问题的原因是多种多样的，包括精神上的紧张、压力等导致的血管机能异常，以及雌激素变化等。

这名患者不仅认真地来医院接受子宫排毒治疗，在家也非常认真地坚持通过艾灸和饮用草药茶来配合治疗，并根据不同的生理周期阶段做子宫排毒瑜伽和按摩。特别是在安定期做完能舒缓紧张情绪和调节雌激素分泌的瑜伽之后，成果非常喜人。她的手脚逐渐恢复了温暖，生理痛自然而然地消失，原本乱七八糟的生理周期慢慢地恢复了正常，月经不调的问题也得以解决。

"我家的公寓楼下是需要用指纹认证开锁的，之前因为手冰凉，总是无法认证，结果老是要按门铃。但是最近因为手恢复了温暖，一次就能认证出来。非常感谢医生，以后我也会坚持做子宫排毒瑜伽和按摩的。"

有生以来第一次度过了
"舒适的生理期"

"过去我特别羡慕那些生理期毫无特殊症状的朋友，如今我才感受到生理期原来能过得那么舒服，太神奇了。除了去洗手间，几乎感觉不到和平时有什么不同。"

这名患者从中学一年级开始有月经之后，20多年来一直被严重的生理痛和不规律的生理周期困扰。在经前期她会感到剧烈的腰痛，身体浮肿，这些痛苦一直折磨着如今已35岁的她。之前她曾前往医院的妇科进行各种检查，结果并没有发现特别的问题，因此她认为，除了忍受疼痛，别无他法。然而，通过子宫排毒，她恢复了正常的生理状态，终于能将这些年来的忧愁和痛苦抛到脑后，迎接健康的生活。

在进行了子宫排毒之后，不少患者都会感到惊讶：原来生理期竟然能像平时一样过得那么舒服。她们原本认为这段时间折磨自己的痛苦是女性不可避免的，因为她们误认为这个问题是自己的"疾病"，也没有想过要进行根治，只是默默忍耐着度过每个月那段痛苦的时间。

被生理痛、月经不调、经前综合征等问题困扰的女性，往往从日历上看到生理期接近，就会感到巨大的压力。很多人从学生时代开始就一直被这些问题困扰，所以误认为是天生体质的问题，放弃了治疗，默默忍耐着。但是这些和生理期有关的痛苦症状，其实是可以改善的。生理期的不正常状态，意味着子宫和卵巢状态的异常。如果能够找到问题根源，让子宫和卵巢恢复正常，就能让生理期状态也逐渐回到正轨。

在生理期之前和生理期中有各种各样的不适，就是需要进行子宫排毒的信号。坚持进行子宫排毒，你就能度过之前从未经历过的舒畅的生理期。

降低压力指数，
让身心恢复平静舒适的状态

"医生，隔了一年半，我的月经终于来了。"

这名患者是一名 29 岁即将结婚的准新娘。她在日常生活中经常承受巨大的压力。20 岁以后的这些年来，每年的月经只有 6~7 次，是相当不规律的。除了月经之外，平时她偶尔也有出血的情况发生。这次从一年半以前就没有了月经，她却因为公司事务繁忙，从未去医院检查或治疗。但是面对越来越近的婚期，她终于觉得不能放任不管，于是来找我诊治。

这名女性本身的身体状态没有特别的问题。既没有子宫疾病，身体也比较健康。唯一的问题就在于压力。她比同龄人承受了更大的压力，本身又是比较敏感的性格，所以看起来全身都显得比较僵硬，肌肉摸上去也是硬硬的。

　　造成年轻女性月经不调的原因多种多样，一般来说最大的原因之一就是压力。无论是学业压力、职场压力，还是其他来自生活各方面的压力，都会导致气血瘀滞，从而诱发严重的月经不调和经前综合征。

　　于是我推荐这名年轻的患者做一做能够舒缓身心的子宫排毒瑜伽。瑜伽的体式能够调节身体状态，配合呼吸法，还能同时安定心情，可以起到良好的消解压力的作用。这样的子宫排毒瑜伽不仅能够缓解月经不调，还能够改善因压力大导致的失眠、情绪波动、皮肤问题等。

　　这名患者在坚持进行子宫排毒后两周，就恢复了正常的月经。当然，在进行排毒的同时，她也通过服用中药和针灸进行了配合治疗，但是能够那么快地显现治疗的成果，子宫排毒瑜伽可以说是第一功臣。

身体浮肿消失后，
终于可以穿上小一号的衣服了

"我的月经停了将近两年。之前我还去妇科接受了激素注射，注射的时候月经没有问题，但是注射停止之后，月经就又不来了。感觉一直注射激素会对身体产生不好的影响，所以我想来尝试一下韩医。"

看着推开门走进来的这名满脸紧张的患者，我就猜想多半是因为产后调理的问题来就诊的。她27岁结婚，一年后生了第一个孩子，此后身体的浮肿始终没有消失，体重也比生育之前重了20多千克。她的生理周期也存在严重的问题。在生育之后生理周期就逐渐变长，过了一年左右，月经几乎完全没有了。她告诉我说希望怀上第二胎，所以想通过治疗先恢复正常的月经。

这名患者的月经固然是个问题，但是身体的浮肿是更大的问题。

以她目前的身体状态是不太可能怀孕的，即使怀孕成功，之后也会面临更严峻的考验。身体浮肿严重，是体内代谢机能下降的表现。浮肿是含有水分的老废物质堆积在体内导致的。这些老废物质也会对子宫产生不良的影响。

不良的生活习惯和日常压力会妨碍人体的气血循环，从而影响子宫健康，使"毒素"和老废物质残留在子宫内。老废物质会堆积到身体的各个角落，降低新陈代谢的能力，妨碍正常的水分代谢，增加体脂含量，最终诱发身体浮肿。

于是我建议这名患者平时控制容易引起"毒素"堆积的面粉类以及高脂肪类食物的摄入，同时施行能促进老废物质和"毒素"排出的温热疗法和子宫排毒按摩。饮食控制配合能够舒缓压力的子宫排毒瑜伽两周左右，她的月经就恢复了。尽管解决了当下的问题，但是我告诫这名患者，一定要坚持对子宫的健康状态进行管理和保养。

"现在周围的人看到我，都问我是不是减肥了。比起之前，我的脸看起来小了很多，身材也变得苗条了。这都是子宫排毒的功劳啊。"

摆脱过早绝经的担忧

"30 岁就过早绝经什么的，简直不可能啊！怎么会这样呢，我还没有生过孩子呢……"

这名患者结婚两年都没能怀上孩子，于是前往医院接受了妇科检查，诊断结果竟然是过早绝经。她的生理周期原本就没有规律，经血量也相对比较少，然后生理周期就逐渐变长，至今已有半年时间没有月经了。在月经刚刚没有的那两三个月，她还以为是因为压力和疲劳月经推迟了，但是之后月经一直没有来，让她非常焦虑。

二三十岁的女性可能会因为巨大的压力或是激素分泌不平衡，导致突然的闭经。但是，因为卵巢机能低下导致的闭经，往往会诱发过早绝经。因此，一旦出现这个问题，一定要尽早前往医院进行检查和治疗。

这名患者的身体状态不佳，主要是因为和生殖功能有关的肝脏、肾脏气血不顺，体内有太多的瘀血。卵巢机能低下导致激素分泌不平衡，让她无法正常地排卵。像这名患者的情况，需要消除体内的瘀血，使瘀滞的气血恢复正常循环，从而提高卵巢机能，这样才能调节月经情况。

过早绝经需要治疗很长时间才能看到成效，幸运的是这名患者及时地来医院进行诊治，所以在接受治疗之后，很快就恢复了排卵。通过中药、针灸、艾灸等方法配合医院的治疗，并规律地进行坐浴及子宫排毒按摩，促进了她全身的气血循环。之后她通过颞下颌关节按摩，调节了脑脊液的循环，使激素分泌恢复了正常。

她在进行了综合治疗和调节之后，不到一个月的时间就恢复了月经。数月之后，她成功怀孕，于是再次前来医院诊治，希望通过中药调节身体状态，让胎儿成长得更加健康。

"我在听到之前医院诊断是过早绝经的时候，真的觉得整个世界好像都崩塌了。能够成功地怀上孩子，真的像做梦一样。真是太感谢医生了！"